DIETA FODMAP

Come Usare la Corretta Alimentazione per Prevenire i Sintomi del Colon Irritabile e Disturbi Addominali. Ricette Bilanciate e Consigli Pratici per Liberarsi dal Gonfiore e dal Dolore

Lucia M. Fernandez

Diritto d'autore

Disclaimer

INDICE

CAPITOLO 1. Cos'è la sindrome dell'intestino irritabile : cause e sintomi

La sindrome dell'intestino irritabile (IBS) è un disturbo gastrointestinale cronico che colpisce il colon, noto anche come intestino crasso, ed è una condizione purtroppo molto comune, che può causare una serie di sintomi spiacevoli e talvolta, se non nella maggior parte dei casi, debilitanti, che influenzano in modo significativo la qualità della vita delle persone diagnosticate con questa sindrome.

La caratteristica principale della sindrome dell'intestino irritabile è soprattutto la sua natura cronica. Infatti, le persone con IBS di solito sperimentano periodi in cui i sintomi sono particolarmente gravi, seguiti da periodi di remissione, durante i quali i sintomi possono essere meno gravi o addirittura assenti. È proprio questa fluttuazione nel grado di intensità e durata dei sintomi che può rendere il trattamento della malattia particolarmente difficile e imprevedibile.

I sintomi più comuni della sindrome includono dolore addominale, a volte molto intenso, gonfiore, crampi e improvvisi cambiamenti nel comportamento intestinale, come diarrea, stitichezza e persino entrambi. Questi sintomi possono variare notevolmente in intensità e durata da persona a persona e possono essere innescati da vari fattori come lo stress, la dieta, lo stile di vita e le fluttuazioni ormonali.

Molti pazienti, in questo caso nella popolazione femminile, con IBS notano che i loro sintomi possono variare di intensità durante il ciclo mestruale o in risposta ad altri cambiamenti ormonali. Ciò ha portato gli scienziati a suggerire che ci possa essere una probabile correlazione tra fluttuazioni ormonali e sintomi dell'IBS.

Ad esempio, uno degli ormoni che potrebbe svolgere un ruolo decisivo in questo rapporto è l'ormone femminile estrogeno. Poiché sembra che le donne siano più inclini a soffrire di IBS rispetto agli uomini, e molte donne notano che i loro sintomi tendono spesso a peggiorare prima o durante il ciclo mestruale, quando i livelli di estrogeni sono più alti, è stata avanzata l'ipotesi che l'influenza degli estrogeni sull'intestino potrebbe essere correlata al controllo delle contrazioni muscolari dell'intestino, all'infiammazione e alla sensibilità dei recettori del dolore.

Allo stesso modo, un altro ormone come il progesterone può anche influenzare la funzione intestinale. Infatti, durante la seconda metà del ciclo mestruale, i livelli di progesterone aumentano e questo può portare a sintomi come costipazione o transito intestinale lento. Tuttavia, è importante notare che le fluttuazioni ormonali possono variare da donna a donna e che non tutte le pazienti con IBS devono necessariamente sperimentare correlazioni chiare tra i loro sintomi e cambiamenti ormonali.

Inoltre, non solo le fluttuazioni ormonali legate al ciclo mestruale possono influenzare i sintomi dell'IBS. Altri cambiamenti ormonali, come quelli legati alla gravidanza o alla menopausa, possono influenzare l'esperienza dei pazienti con IBS. Ad esempio, durante la gravidanza, le donne possono notare cambiamenti nei loro sintomi a causa di grandi fluttuazioni ormonali e variazioni legate alla pressione esercitata dall'utero sull'intestino, spostando gli organi per accogliere il feto.

È importante sottolineare che, sebbene le fluttuazioni ormonali sembrino svolgere un ruolo importante nei pazienti affetti dalla sindrome, non sono l'unica causa del disturbo. Infatti, il IBS è un disturbo complesso e multifattoriale, influenzato da una combinazione di fattori come lo stress, la dieta, la disbiosi intestinale e l'ipersensibilità viscerale. Pertanto, le fluttuazioni ormonali possono essere solo uno dei molti fattori che contribuiscono all'esacerbazione dei sintomi dell'IBS in determinate persone.

Tuttavia, nel suo trattamento, è importante prendere in considerazione anche l'impatto delle fluttuazioni ormonali. Ad esempio, alcune donne possono notare un significativo miglioramento dei sintomi attraverso l'uso di terapie ormonali, come la pillola contraccettiva, che può aiutare a regolare i livelli di estrogeni e progesterone nel sangue. Tuttavia, è fondamentale procedere sotto l'attenta supervisione di un medico per sviluppare un piano di trattamento personalizzato che tenga conto di tutti i fattori che influenzano i sintomi dell'IBS, al di là delle fluttuazioni ormonali.

In conclusione, abbiamo visto che le fluttuazioni ormonali possono svolgere un ruolo importante nei sintomi a causa dell'azione di estrogeni e progesterone, che sono in grado di influenzare la funzione intestinale e aggravare sintomi come il dolore addominale, gonfiore e cambiamenti nella frequenza di evacuazione.

Nonostante la sua grande popolarità e l'importante impatto che ha sulla qualità della vita di molte persone, l'IBS rimane una malattia poco conosciuta e spesso sottovalutata, se non completamente ignorata. Per alcune persone, i sintomi sono considerati troppo imbarazzanti per parlarne apertamente e molte si sentono isolate nella loro malattia e/o si vergognano all'idea di cercare aiuto. È importante sottolineare che l'IBS è una condizione medica molto comune e non ha nulla a che fare con il valore di una persona, chi lo soffre non ha colpa e non è dovuto a una mancanza di autodisciplina.

Le cause esatte dell'IBS non sono ancora state identificate o comprese completamente, ma si ritiene che siano dovute a una combinazione di fattori che contribuiscono insieme allo sviluppo della condizione. Possono variare da disfunzioni del sistema nervoso intestinale, squilibri nella composizione della flora intestinale, infiammazione intestinale, eccessiva sensibilità al cibo e fattori psicologici come stress, ansia e depressione.

Nella lista, abbiamo appena detto che una delle possibili cause di IBS ha a che fare con il sistema nervoso intestinale. Gli studi hanno dimostrato che le persone con IBS possono essere più sensibili ai segnali nervosi dell'intestino, che possono causare dolore, gonfiore e altri sintomi gastrointestinali. Questa ipersensibilità può essere il risultato di disturbi nella comunicazione tra il sistema nervoso centrale e il sistema nervoso enterico, noto anche come "secondo cervello" dell'intestino.

Inoltre, alcune disfunzioni della flora intestinale, nota anche come microbiota intestinale, possono svolgere un ruolo importante nello sviluppo dell'IBS. Perché la flora intestinale è così importante? Perché svolge un ruolo cruciale nella regolazione delle funzioni digestive e nell'equilibrio del sistema immunitario. Gli studi hanno dimostrato che le persone con IBS possono presentare alterazioni nella composizione e nell'attività della loro flora intestinale, che potrebbero contribuire ai sintomi della sindrome.

Altri studi hanno suggerito che l'infiammazione intestinale svolge anche il suo ruolo nel IBS. Sebbene l'IBS non sia considerato una condizione infiammatoria come la malattia di Chron, per esempio, alcune ricerche hanno dimostrato la presenza di infiammazione cronica di basso grado nell'intestino delle persone con IBS. Quest'ultima può essere associata ad una maggiore permeabilità intestinale e ad una maggiore sensibilità agli stimoli alimentari e ambientali.

Inoltre, fattori psicologici come stress, ansia e depressione sono stati correlati allo sviluppo di IBS. Gli studi hanno dimostrato che lo stress emotivo può anche influenzare direttamente il funzionamento dell'apparato digerente, aumentando la sensibilità intestinale e peggiorando i sintomi dell'IBS. Tuttavia, è importante sottolineare che lo stress non è l'unica causa dell'IBS, ma può certamente contribuire alla sua manifestazione e peggioramento. Diversi studi hanno dimostrato che le persone con IBS sono più inclini a sviluppare ansia e depressione rispetto alla popolazione generale. Allo stesso tempo, le persone con disturbi d'ansia hanno un aumentato rischio di sviluppare sintomi gastrointestinali, incluso l'IBS. Questa corrispondenza bidirezionale suggerisce che lo stato emotivo e il benessere mentale possono svolgere un ruolo importante nel funzionamento dell'apparato digerente.

Una delle spiegazioni di questa correlazione sembra risiedere nella stretta comunicazione tra cervello e intestino, conosciuta come "asse intestino-cervello". Questo sistema di comunicazione bidirezionale consente al cervello di influenzare direttamente il funzionamento dell'intestino e viceversa. L'ansia e lo stress possono alterare la regolazione del sistema nervoso autonomo, aumentando la sensibilità intestinale e influenzando la motilità intestinale, che può contribuire ai sintomi gastrointestinali associati all'IBS.

Studi di neuroimaging hanno anche rivelato alterazioni della funzione e della struttura cerebrale in pazienti con IBS e ansia: è stato osservato che le regioni cerebrali coinvolte nella regolazione delle emozioni, come l'amigdala e il sistema limbico, erano iperattive nei pazienti con IBS e ansia. Questi risultati suggeriscono che una risposta emotiva esagerata agli stimoli stressanti può influenzare direttamente la percezione del dolore e dei sintomi gastrointestinali.

Inoltre, la risposta cronica allo stress può influire sulla funzione della barriera intestinale e sulla composizione della flora intestinale, che a sua volta può contribuire ai sintomi dell'IBS. Lo stress cronico può aumentare la permeabilità intestinale, consentendo alle tossine e ai batteri di attraversare la parete intestinale e innescare una risposta infiammatoria nell'intestino, peggiorando i sintomi.

I fattori psicologici stessi possono anche influenzare la percezione dei sintomi gastrointestinali e la gravità dell'IBS. Gli individui con alti livelli di ansia possono essere ipersensibili alle sensazioni viscerali, interpretando erroneamente i normali segnali intestinali come dolore o malessere: Questo fenomeno è noto come ipervigilanza viscerale e può amplificare la percezione del dolore e dei sintomi gastrointestinali, contribuendo a un peggioramento generale.

In conclusione, la correlazione tra ansia e IBS è supportata da una vasta gamma di ricerche scientifiche che hanno dimostrato una stretta relazione tra lo stato emotivo di una persona e i sintomi gastrointestinali successivi. Pertanto, la comprensione di questa complessa relazione è cruciale per un trattamento efficace dell'IBS e può offrire nuove opportunità per lo sviluppo di trattamenti specifici che tengano conto non solo dei sintomi fisici, ma anche i fattori psicologici ed emotivi associati alla malattia.

Infine, anche i fattori genetici influenzano l'insorgenza dell'IBS. Studi condotti su gemelli e famiglie hanno dimostrato una chiara associazione tra l'anamnesi familiare di IBS e un aumentato rischio di sviluppare la malattia. Tuttavia, la natura esatta dell'eredità dell'IBS non è ancora del tutto nota e richiede ulteriori ricerche.

In conclusione, l'IBS è una condizione complessa che influenza una combinazione di molti fattori, come la disfunzione del sistema nervoso intestinale, disturbi della flora intestinale, infiammazione cronica, fattori psicologici e predisposizione genetica. Il grande contributo della ricerca scientifica ha contribuito a migliorare la comprensione di questa condizione e può gettare nuove basi per lo sviluppo di nuove strategie di diagnosi e trattamento. Tuttavia, è anche importante rendersi conto che uno studio scientifico richiede molto tempo per essere completato, quindi non ci resta che aspettare.

Ma come viene diagnosticata l'IBS? I medici di solito si basano sui sintomi riportati dal paziente, quindi è importante parlarne apertamente e riferire esattamente ciò che sente, senza alcun imbarazzo, e confrontarlo con altre condizioni mediche che possono causare sintomi simili. Purtroppo, non esiste un test specifico per determinare se si tratta di IBS, ma è possibile richiedere ulteriori esami diagnostici per escludere altre condizioni come la celiachia, la malattia di Chron e persino il cancro. Uno dei test diagnostici più comuni per escludere altre condizioni è la colonscopia, un esame che consente ai medici di esaminare direttamente l'interno del colon e del retto attraverso un tubo sottile e flessibile dotato di una telecamera. Utilizzando un colonscopio, i medici possono esaminare la mucosa intestinale per segni di infiammazione, ulcere, polipi o altre anomalie che potrebbero indicare una condizione diversa dall'IBS.

Inoltre, i medici possono anche richiedere esami del sangue per escludere altre condizioni che potrebbero causare sintomi gastrointestinali, come la celiachia, che abbiamo menzionato sopra. Lo scopo di questi esami è quello di rilevare anticorpi specifici associati alla malattia o valutare i livelli di infiammazione dell'organismo.

Altri test frequentemente utilizzati per diagnosticare la sindrome dell'intestino irritabile sono l'esame del sangue occulto nelle feci, che viene utilizzato principalmente per escludere il cancro al colon, e gli esami per individuare i batteri, parassiti o infezioni che potrebbero causare sintomi gastrointestinali anche piuttosto gravi.

Tuttavia, è importante sottolineare che, come accennato all'inizio, la diagnosi di IBS si basa principalmente sui sintomi comunicati dal paziente e sull'esclusione di altre condizioni mediche. Non esiste un test diagnostico specifico per l'IBS e la diagnosi viene di solito fatta attraverso un processo di esclusione dopo aver valutato altre possibili cause alla base dei sintomi gastrointestinali.

Allo stesso modo, la ricerca scientifica è un campo in continua evoluzione che continua ad esplorare nuovi approcci diagnostici e biomarcatori per l'IBS al fine di migliorare la precisione della diagnosi e orientare trattamenti personalizzati specifici. Attualmente, la diagnosi di IBS rimane principalmente clinica e dipende dalla capacità e dall'attenzione del medico nel valutare i sintomi del paziente.

Una volta diagnosticato, il trattamento si concentra principalmente sul controllo dei sintomi e sul miglioramento della qualità della vita del paziente. Questo approccio spesso comporta cambiamenti nella dieta e nello stile di vita, l'uso di farmaci per alleviare i sintomi gastrointestinali, approcci psicoterapeutici come la terapia cognitivo-comportamentale per imparare a gestire lo stress e l'ansia che ne derivano, o anche altre terapie complementari come l'ipnosi o l'agopuntura.

Infine, è importante sottolineare che le persone affette da IBS non sono e non saranno mai sole. C'è una grande comunità di persone che condividono con te le stesse sfide e preoccupazioni e che sono pronte a offrirti supporto, comprensione e qualsiasi altro aiuto di cui potresti aver bisogno. Sappi che, con il giusto approccio multidisciplinare e il supporto appropriato, molte persone con IBS riescono a controllare i loro sintomi in modo efficace e vivono una vita piena e soddisfacente. Mi rivolgo a lei con tutta l'empatia e la comprensione necessarie, consapevole delle sfide che affronta ogni giorno vivendo con la sindrome dell'intestino irritabile (IBS). So che può essere un percorso difficile e a volte frustrante, ma voglio assicurarvi che non siete soli. Sono qui per condividere con voi un messaggio di speranza e sostegno, perché credo fermamente che sia possibile affrontare l'IBS e vivere una vita soddisfacente e piena nonostante tutte le sfide che può presentare.

L'IBS può essere senza dubbio una condizione debilitante, dobbiamo riconoscerlo, con sintomi che vanno dal dolore addominale al gonfiore, dai crampi intestinali alla diarrea o alla stitichezza che abbiamo ben presente. Questi sintomi possono influenzare enormemente la qualità della tua vita, limitando le tue attività quotidiane e portandoti a sperimentare grande stress e frustrazione. Ma voglio che sappia che c'è speranza. Nonostante i momenti difficili, è possibile imparare a gestire l'IBS ed è possibile trovare un equilibrio che permetta di vivere la vita al massimo, in modo soddisfacente.

La prima cosa che deve capire e che non smetterò mai di ripeterle è che non è solo nella sua lotta. Pensa al fatto che si tratta di una malattia comune che colpisce milioni di persone in tutto il mondo: ora, da qualche parte nel mondo, ci sono persone come te che condividono le loro esperienze e che possono comprenderlo pienamente e offrirti tutto il loro sostegno. Pertanto, trovare una comunità di supporto, sia online che di persona, può essere incredibilmente utile per sentirsi compresi e accettati.

Ti dirò di più, l'IBS è una condizione così comune che può colpire chiunque, indipendentemente dalla fama o dalla vita apparentemente perfetta che può condurre una persona. Sapevi che molte celebrità hanno condiviso apertamente le loro esperienze con l'IBS? Aiutando a sensibilizzare l'opinione pubblica e a far luce su questa malattia? Non lo sapevo? Beh, diamo un'occhiata ad alcune testimonianze!

Una delle persone più famose che hanno parlato apertamente della sua lotta contro l'IBS è la bella attrice e modella americana Tyra Banks. Ha condiviso pubblicamente la sua esperienza con l'IBS, fidandosi dei sintomi della condizione e del suo impatto sulla sua vita quotidiana, rivelando come è stata in grado di superare la sfida a dieta, nonostante tutto lo stress di essere finalmente in grado di alleviare i suoi sintomi.

La vedette Malin Anderson, che è diventata molto famosa grazie al programma Love Island (che i più televisivi conosceranno), ha anche parlato del suo viaggio con la sindrome dell'intestino irritabile, aprendosi su un canale potente come Instagram, scrivendo che ha vissuto con lui fin dalla sua adolescenza, periodo in cui ha sofferto molto per problemi nel modo di vedere se stessa, il che l'ha portata a sviluppare un abuso di lassativi a causa della difficile relazione che aveva con il suo corpo. Continuando la sua storia, affermò che si alzava ogni giorno soffrendo crampi insopportabili, sentendosi ogni giorno più demoralizzata. Ora, tuttavia, è riuscito a superare questo grande ostacolo e ha imparato a gestire meglio la sua dieta, riducendo al minimo i problemi legati all'IBS.

L'attrice britannica Kate Winslet, Rose, che ci ha affascinato tanto su Titanic, ha anche rivelato di soffrire di sindrome dell'intestino irritabile. Kate ha parlato delle difficoltà incontrate per controllare la sua malattia mentre lavorava alle riprese dei suoi film e ha raccontato i cambiamenti che ha dovuto fare nella sua dieta.

Altre celebrità che hanno parlato pubblicamente della sua esperienza con l'IBS sono l'ex presidente degli Stati Uniti. Bill Clinton e il tennista Andy Murray. Ma la lista non finisce qui, l'IBS ha colpito e continua a colpire persone di professioni ed età molto diverse.

Ad esempio, Franklin Gutierrez, un famoso giocatore di baseball che gioca nei Marines di Seattle, e quindi un atleta professionista, dice che ha sperimentato dolori allo stomaco così forti che è stato inserito nella lista infortunati della squadra. Successivamente, gli è stata diagnosticata la sindrome dell'intestino irritabile intorno ad aprile 2011, dopo aver subito numerosi test in una delle migliori cliniche disponibili. Lo vede? Anche gli sportivi, che in teoria dovrebbero avere uno stile di vita perfettamente sano, possono soffrirne. E sa cosa? Certo, il suo non è l'unico esempio!

Anche il centrocampista della squadra di calcio inglese del Manchester United, Darren Fletcher, ha sofferto di problemi gastrointestinali per molti anni, tanto che ha persino subito un intervento chirurgico nel 2013, ma questo l'ha fermato? Per niente.

Passiamo ad altre celebrità del mondo della televisione, dei social media e del cinema. Abbiamo, ad esempio, Jenny McCarthy, l'ex coniglietta di Playboy e anche presentatrice televisiva, che si è unita al club e ha parlato della sua lotta contro l'IBS nel popolare programma televisivo The Howard Stern Show e ha anche rilasciato un'intervista alla rivista Arena.

Cybill Shepherd, attrice di grande successo che ha interpretato personaggi sia nei film che nelle serie televisive (forse ha sentito parlare di Menti criminali), vive con l'IBS e ha difeso la causa, raccontando la sua storia e promuovendo l'uso di farmaci nel suo trattamento, dopo essere stato aiutato a curare la stitichezza cronica, il gonfiore e il dolore addominale di cui soffriva per molti anni.

Il nome Chyler Leigh ti dice qualcosa? E se ti dicessi Dr. Lexy Grey? Meglio, lo capisci ora? Anche un'attrice del suo calibro, protagonista di una serie così famosa come Grey's Anatomy, vive con l'IBS dal 2001, a seguito della sua diagnosi dopo un disagio sul set di un film che stava girando all'epoca.

Camille Grammer, una delle stelle del programma The Real Housewives of Beverly Hills, è stata anche diagnosticata da IBS nel 1996 e, a seguito di ciò, suo marito è diventato portavoce della Fondazione Internazionale per i Disturbi Gastrointestinali Funzionali per solidarietà.

L'IBS non colpisce solo le persone "normali", ma anche le supereroine! La fantastica Lynda Carter, la leggendaria Wonder Woman degli anni '70, si è unita alla causa della comunità dei malati di IBS, diventando il suo portavoce nel 2002 per sensibilizzare sull'argomento.

Infine, per concludere il round, abbiamo due personaggi che abbiamo lasciato per ultimo, ma non per questo meno importanti. L'ex presidente degli Stati Uniti John F. Kennedy, che ha dovuto ricorrere a farmaci antispasmodici per tenere a bada i suoi sintomi, che risalgono alla sindrome dell'intestino irritabile, in particolare a violenti e invalidanti attacchi di diarrea. Anche se ultimamente si pensa che possa aver sofferto di colite ulcerosa, alcuni sostengono che i sintomi erano più tipici della sindrome dell'intestino irritabile. In ogni caso, la sua malattia le ha impedito di essere uno dei presidenti più brillanti della storia americana? Credo di no.

Infine, abbiamo Kurt Cobain, il defunto cantante della famosa band Nirvana, che non ha mai nascosto di soffrire di dolori di stomaco insopportabili e sintomi tipici della sindrome dell'intestino irritabile, che, tuttavia, ancora una volta, non hanno minimamente influenzato il suo genio artistico, amato da migliaia, se non milioni, di persone in tutto il mondo, anche anni dopo la sua tragica morte.

Forse ho dato un'occhiata a questa lista, ma forse c'è chi è arrivato fino in fondo e si chiede: non sono davvero l'unico a soffrire? Sì, ha letto bene. Si tratta di testimonianze reali di celebrità che hanno deciso di parlarne apertamente proprio per dare un esempio importante che aiuti a ridurre lo stigma associato all'IBS e offrire sostegno e solidarietà a coloro che lottano silenziosamente contro questa condizione. Le loro testimonianze dovrebbero essere fonte di ispirazione e motivazione. Condividere le loro storie dimostra chiaramente che l'IBS può influenzare chiunque e che è possibile controllarlo con successo attraverso opportuni cambiamenti nella loro dieta, nel loro modo di affrontare la vita e la condizione, e anche attraverso il costante supporto di professionisti qualificati di cui ti fidi.

Inoltre, le storie di queste persone, dalle più alle meno famose, sottolineano l'importanza di diffondere la consapevolezza e l'educazione sul tema dell'IBS: infatti, più apertamente si parla di questa condizione, Più si ridurrà lo stigma ad esso associato e più si creerà un clima di comprensione e di sostegno per coloro che ne sono affetti.

In conclusione, le esperienze di persone famose con IBS sono testimonianze importanti per ricordare che la malattia colpisce tutti, indipendentemente dal successo e da altri fattori personali, ma non è certo un ostacolo per una vita piena di successi e soddisfazioni.

Sappiate anche che ci sono molte risorse disponibili per aiutarvi a gestire l'IBS. Dai cambiamenti nella dieta e nello stile di vita, alla terapia cognitivo-comportamentale e alla gestione dello stress, ci sono molte strategie che puoi adottare per controllare i sintomi e migliorare la qualità della tua vita. Basta parlarne con il medico e insieme potrete elaborare un piano di gestione personalizzato che si adatta alle vostre esigenze e al vostro stile di vita.

Anche se all'inizio può sembrare scoraggiante, voglio incoraggiarla a mantenere una visione positiva e ottimistica delle cose: non mi stancherò di ripeterle che l'IBS non definisce chi è, E non dovrebbe mai impedirgli di inseguire i suoi sogni e vivere una vita piena di esperienze ed emozioni indimenticabili. Guardati allo specchio e ricorda che è una persona forte e resistente, capace di affrontare le sfide che la vita ti presenta, qualunque esse siano e per quanto siano dure.

Infine, voglio che tu sappia ancora una volta che sono qui per te, inviandoti un grande abbraccio attraverso le mie parole e queste pagine. Se hai bisogno di supporto, consigli o semplicemente qualcuno con cui parlare, non esitare a chiedere aiuto. Siamo tutti sulla stessa barca e insieme possiamo superare le sfide dell'IBS.

Lo invito a continuare il suo viaggio con speranza e determinazione, perché è perfettamente in grado di affrontare qualsiasi sfida gli si presenti, e non sarà mai solo nel cammino.

CAPITOLO 2. La dieta FODMAP : cos'è e quali benefici comporta

La dieta FODMAP è un approccio dietetico che ha dimostrato la sua efficacia nel trattamento dell'IBS. FODMAP significa oligosaccaridi, disaccaridi, monosaccaridi e polioli fermentabili, che rappresentano una classe di carboidrati presenti in molti alimenti che possono causare disagio gastrointestinale in alcune persone più sensibili. Tuttavia, per capire meglio la dieta FODMAP, è importante conoscere i diversi tipi di carboidrati inclusi in questa categoria.

Gli oligosaccaridi sono catene formate da zuccheri che includono fruttani e galattani, presenti in alimenti come frumento, cipolla, aglio, cavolo e legumi. I disaccaridi, invece, includono il lattosio, che si trova principalmente nei prodotti lattiero-caseari come latte, yogurt e formaggio. Successivamente, i monosaccaridi si riferiscono al fruttosio, presente in alimenti come frutta, miele e alcuni sciroppi. Infine, i polioli sono zuccheri alcolici che si trovano negli edulcoranti artificiali e in alcuni frutti come prugne, albicocche e mele.

La dieta FODMAP comprende due fasi principali: la fase di eliminazione e la fase di reintroduzione. Durante la fase di eliminazione, tutti gli alimenti ricchi di FODMAP vengono evitati per un periodo di tempo che di solito varia tra 2 e 6 settimane: questo aiuta a ridurre i sintomi gastrointestinali e stabilizzare la flora intestinale.

Segue la fase di reintroduzione, durante la quale i singoli gruppi di FODMAP vengono gradualmente reintrodotti nella dieta per valutare la tolleranza individuale. Naturalmente, questo processo deve essere eseguito in modo completamente controllato, monitorando attentamente la risposta dell'organismo a ciascun alimento reintegrato, in modo da poter identificare quali alimenti specifici potrebbero innescare i sintomi e adeguare di conseguenza la dieta.

È importante sottolineare che la dieta FODMAP non è strutturata per essere seguita a lungo termine. In effetti, è un punto di partenza da cui, una volta identificati gli alimenti che causano problemi, dovrebbe essere stabilita una dieta personalizzata che sia tollerabile e nutriente. È consigliabile sottoporsi a questo tipo di dieta sotto la supervisione di un dietista o medico esperto nel trattamento dell'IBS, per assicurarsi che si adatti alle esigenze individuali e che non si verifichino carenze nutrizionali. Quindi, no al fai da te in alcun modo!

In conclusione, la dieta FODMAP è uno strumento efficace nel trattamento dei sintomi dell'IBS per molte persone. Tuttavia, va ricordato che non è adatto a tutti e che dovrebbe SEMPRE essere seguito sotto la supervisione di un operatore sanitario qualificato. Con una pianificazione adeguata e prestando attenzione alle esigenze di ciascuno, la dieta FODMAP può offrire un reale sollievo dai sintomi e migliorare la qualità della vita dei malati di IBS.

La dieta FODMAP è stata oggetto di numerosi studi clinici che hanno dimostrato i suoi effetti positivi nel trattamento dei sintomi dell'IBS, studi che sono stati utili a milioni di persone in tutto il mondo.

Uno studio pubblicato sul Journal of Gastroenterology ha osservato e valutato l'efficacia della dieta FODMAP nel trattamento dell'IBS. I ricercatori hanno scoperto che i partecipanti che hanno seguito la dieta FODMAP hanno riportato una significativa riduzione dei sintomi gastrointestinali, tra cui dolore addominale, gonfiore e cambiamenti nella consistenza delle feci, rispetto al gruppo di controllo che ha seguito una dieta standard.

Un altro studio condotto presso l'Università di Monash ha dimostrato che la dieta FODMAP può ridurre la frequenza e la gravità dei sintomi dell'IBS, migliorando così la qualità della vita dei pazienti. I partecipanti allo studio hanno dichiarato una maggiore tolleranza al cibo che in precedenza causava loro problemi, consentendo loro di espandere la loro dieta senza sperimentare sintomi gastrointestinali.

Inoltre, la dieta a base di FODMAP può avere benefici che vanno oltre il controllo dei sintomi dell'IBS. Un altro studio pubblicato sul British Journal of Nutrition ha suggerito che la riduzione dei FODMAP potrebbe aiutare a migliorare la salute metabolica, compresa la riduzione del rischio di obesità, diabete e malattie cardiovascolari.

Altri studi hanno anche evidenziato il potenziale della dieta FODMAP per ridurre i sintomi di altre condizioni gastrointestinali, come la sindrome dell'intestino irritabile postinfezionale (IBS-PI) e la malattia infiammatoria intestinale (IBD)anche se sono necessarie ulteriori ricerche per confermare questi risultati.

Tuttavia, ribadiamo che la dieta FODMAP, come qualsiasi altra dieta, potrebbe non essere adatta a tutti e dovrebbe essere seguita sotto la supervisione di un professionista qualificato, in particolare durante la fase di reintroduzione degli alimenti, è della massima importanza garantire un adeguato apporto di nutrienti essenziali durante la dieta, poiché l'esclusione di determinati alimenti può comportare carenze nutrizionali.

Riguardo a quanto detto, vorrei raccontarvi la storia di Giovanna, una donna di 35 anni, che ha combattuto per anni contro l'IBS. Durante questo periodo, ha sperimentato gonfiore, dolore addominale e irregolarità intestinali che spesso finivano per limitare le sue attività quotidiane e sociali. Dopo aver provato diversi trattamenti senza successo, ha deciso di consultare un dietista che gli ha consigliato di seguire la dieta FODMAP. Giovanna afferma che, dopo aver iniziato la dieta, ha notato un miglioramento significativo dei suoi sintomi: il suo dolore addominale si è ridotto, il suo gonfiore è diminuito e ha sperimentato una maggiore regolarità intestinale. Grazie alla dieta FODMAP, Giovanna ha potuto finalmente godere di una vita più normale e attiva.

Mauro, 45 anni, dipendente nel settore commercio, soffriva in silenzio della sindrome dell'intestino irritabile da molti anni, e la sua diagnosi è arrivata solo pochi mesi fa, quando si è armato di coraggio per chiedere aiuto. Tuttavia, ha provato diversi farmaci e trattamenti, ma nessuno sembrava alleviare significativamente i suoi sintomi. Dopo aver letto su Internet i possibili benefici della dieta FODMAP, ha deciso di provarla e descrive il cambiamento come sorprendente, se non miracoloso. I suoi dolori addominali diminuirono notevolmente e ebbe anche meno problemi digestivi. Anche se all'inizio era preoccupato per la complessità della dieta e temeva di commettere errori, Marco afferma che il cambiamento valeva la pena per il sollievo che ha provato.

Anche Lucia, una giovane insegnante di 28 anni, ha sofferto di IBS per la maggior parte della sua vita adulta da quando era adolescente. I sintomi hanno sempre avuto un impatto significativo sulla tua vita quotidiana e professionale. Dopo la diagnosi di IBS, il medico le consigliò di provare la dieta FODMAP. Anche se all'inizio era scettica, dopo aver seguito la dieta per alcune settimane, Lucia ha notato una drastica riduzione dei sintomi e ora dice di sentirsi più in controllo del suo corpo e in grado di affrontare la vita con più fiducia e serenità.

Queste testimonianze, questa volta da persone comuni come noi, insieme a molti altri che non citeremo perché bisognerebbe dedicare loro un altro libro intero, dimostrano l'efficacia della dieta FODMAP per migliorare la qualità della vita delle persone affette da IBS. Sebbene ovviamente i risultati possano variare da persona a persona, molte hanno sperimentato un significativo sollievo dai sintomi gastrointestinali e una maggiore libertà di condurre una vita "normale" e attiva. Tuttavia, è importante ricordare che ogni persona è unica e che la dieta FODMAP potrebbe non essere adatta a tutti: ripeteremo più volte che si dovrebbe sempre consultare un professionista prima di apportare modifiche significative alla dieta.

CAPITOLO 3. Gli alimenti che devono essere eliminati

Di seguito parleremo degli alimenti che la stragrande maggioranza degli esperti considera in modo generale e unanime che dovrebbero essere evitati all'interno della dieta FODMAP. È importante sottolineare che la dieta FODMAP è altamente personalizzabile e che gli alimenti da evitare possono variare da persona a persona, a seconda della tolleranza individuale. Tuttavia, ci sono alcuni alimenti che sono spesso ricchi di FODMAP e la cui esclusione durante la fase di eliminazione della dieta è di solito raccomandato a tutte le persone senza distinzione particolare.

Uno dei principali gruppi di alimenti da evitare sono quelli ricchi di fruttani, oligosaccaridi che si trovano in alimenti come grano, cipolle, aglio, porri, cavoli, broccoli e asparagi di cui parliamo nel capitolo uno. Questi alimenti non sono raccomandati perché possono essere difficili da digerire per alcune delle persone più sensibili e possono causare sintomi gastrointestinali come gonfiore, gas e crampi addominali.

Un altro gruppo di alimenti da evitare sono quelli contenenti lattosio, il disaccaride presente nei prodotti lattiero-caseari come il latte, il formaggio e lo yogurt che già conosciamo. Le persone con intolleranza al lattosio possono manifestare sintomi come gonfiore, crampi addominali e diarrea dopo il consumo. Pertanto, è meglio evitarla, anche perché a seconda della gravità dell'intolleranza, i sintomi possono apparire con maggiore o minore intensità nei casi più acuti.

Il fruttosio, un monosaccaride presente in alimenti come mele, pere, mango, miele e sciroppo di mais ad alto contenuto di fruttosio, è un'altra categoria che può essere molto problematica per alcune persone affette da IBS. Poiché il fruttosio è difficile da digerire per alcune persone, può causare sintomi come gonfiore, gas e diarrea.

Infine, i polioli sono zuccheri alcolici che si trovano negli edulcoranti artificiali e in alcuni frutti come prugne, albicocche e mele: questi zuccheri possono essere difficili da digerire per alcune persone e provocare gonfiore, gas e diarrea.

È importante notare che, sebbene alcuni alimenti possano essere classificati come ricchi di FODMAP, la quantità consumata e la tolleranza individuale possono variare. Inoltre, poiché la dieta è altamente personalizzabile e quindi adatta alle esigenze individuali, alcune persone possono tollerare piccole quantità di alcuni alimenti ricchi di FODMAP senza manifestare sintomi, mentre altri potrebbero dover evitare completamente questi alimenti.

Ricapitolando, la dieta FODMAP richiede una fase iniziale di esclusione temporanea di alcuni alimenti ricchi di FODMAP per ridurre i sintomi gastrointestinali e osservare la loro evoluzione. Normalmente, gli alimenti in questione sono quelli ricchi di fruttosio, lattosio, fruttosio e polioli. Quindi, dopo aver soppesato attentamente le possibilità e consultato il medico, si passa a elaborare un piano dietetico adeguato, che deve sempre essere monitorato nel tempo per valutarne l'efficacia.

CAPITOLO 4. Gli alimenti da privilegiare

Benvenuti in questo quarto capitolo, in cui parleremo invece del cibo che è possibile introdurre nella vostra dieta, esplorando insieme le categorie di alimenti che potrebbero diventare i vostri più preziosi alleati nella dieta FODMAP, aiutandolo a controllare i suoi sintomi e a condurre una vita più tranquilla.

Gli eroi della dieta FODMAP: cibo consentito

Ora è il momento di scoprire quali alimenti possono diventare i tuoi migliori amici nella dieta FODMAP. Iniziamo con la frutta: ananas, fragole, mirtilli e uva sono solo alcune delle deliziose opzioni che puoi goderti senza preoccupazioni. Sono ricchi di sostanze nutritive e a basso contenuto di FODMAPs, quindi possono essere mangiati in modo sicuro, aggiungendo un tocco di sapore e dolcezza alla tua giornata.

Passiamo ora alle verdure: spinaci, carote, zucchine e peperoni sono scelte sicure con le quali puoi creare insalate nutrienti e gustosi piatti senza temere l'arrivo di sintomi gastrointestinali malvagi. Si può anche sperimentare con erbe e spezie per aggiungere sapore senza il rischio di FODMAP. Una delle spezie più raccomandate è la curcuma, una spezia dai molteplici benefici per la salute, dal sapore terroso e leggermente piccante, comunemente utilizzata nella cucina indiana e asiatica. Può essere aggiunto a vari piatti, come curry, zuppe e insalate, per dare loro sapore e colore. Altre spezie a basso contenuto di FODMAP sono lo zenzero, noto per le sue proprietà antinfiammatorie e che può essere utilizzato fresco, secco o in polvere, e il coriandolo, che viene spesso utilizzato nella cucina mediterranea e asiatica e ha un sapore leggermente acido. Infine, è anche possibile utilizzare erbe fresche come prezzemolo, basilico, timo e rosmarino, che portano aroma e sapore ai piatti bassi in FODMAP.

Passando ora ai carboidrati, troviamo riso, quinoa, patate e mais tra le nostre scelte preferite, poiché questi alimenti forniscono energia senza irritare il sistema digestivo, in modo da poter preparare pasti deliziosi e nutrienti utilizzando queste fonti di carboidrati, evitando qualsiasi problema dopo ogni pasto.

Infine, elenchiamo le proteine consentite nella dieta FODMAP: pesce, pollo, tofu e uova sono le tue scelte vincenti perché sono fonti proteiche leggere e quindi facili da digerire e sono anche ricche di nutrienti essenziali. Si consiglia di scegliere ricette semplici e sane per massimizzare i benefici sulla salute intestinale.

Alla fine di questo capitolo, abbiamo completato un breve tour degli alimenti consentiti nella dieta FODMAP, scoprendo un mondo di possibilità culinarie che non rischiano di compromettere il loro benessere intestinale. Ricorda sempre, durante la dieta, di prestare attenzione a come il tuo corpo reagisce a questi cambiamenti e cerca di tenere un diario di questi, consultando sempre il medico se hai domande o problemi. Ultimo ma non meno importante, l'approccio alla dieta non è meno importante: cerca di pianificare sempre i tuoi pasti e mantenere una mentalità positiva e organizzata, godendo della tua nuova dieta deliziosa e sana, facendo piccoli passi ogni giorno verso una vita priva di disturbi intestinali.

CAPITOLO 5. Piano Alimentare

Ora passiamo all'azione e ti offrirò alcune idee per implementare un piano alimentare mensile basato sulla dieta FODMAP.

Settimana 1

Giorno 1

Colazione: Porridge senza glutine con fragole fresche e semi di chia.

Merenda mattutina: yogurt di soia senza zucchero aggiunto con mirtilli freschi.

Pranzo: insalata di tonno con pomodori, cetrioli, olive e olio d'oliva.

Merenda: bastoncini di carote e sedano con hummus di ceci.

Cena: pollo al limone con riso basmati e asparagi al vapore.

Giorno 2:

Colazione: Frullato verde con spinaci, banana non molto matura e latte di mandorle senza zucchero aggiunto.

Merenda mattutina: mandorle o noci senza sale.

Pranzo: Riso con pomodori secchi, zucchine e feta.

Merenda: Una porzione di frutta bassa in FODMAP, ad esempio, kiwi.

Cena: salmone al forno con patate dolci e broccoli al vapore.

Giorno 3:

Colazione: uova strapazzate con spinaci e pomodori freschi.

Merenda mattutina: Una banana, non troppo matura.

Pranzo: insalata di quinoa con peperoni, cetrioli, olive e pollo alla griglia.

Merenda: Yogurt di soia senza zucchero aggiunto con fragole fresche.

Cena: frittata di verdure con pomodoro, zucchine e formaggio a piacere senza lattosio.

Giorno 4:

Colazione: frittelle di banane e uova con sciroppo d'acero senza zucchero aggiunto.

Merenda mattutina: una manciata di mirtilli freschi.

Pranzo: Wrap di tacchino con lattuga, pomodoro e avocado.

Merenda: bastoncini di sedano con hummus di ceci.

Cena: risotto allo zafferano con gamberi e piselli.

Giorno 5:

Colazione: Muffin senza glutine con mandorle.

Merenda mattutina: una porzione di ananas fresco.

Pranzo: salmone alla griglia con insalata di cetrioli, pomodoro e basilico.

Merenda: Yogurt di soia senza zucchero aggiunto con mirtilli freschi.

Cena: pollo al curry con latte di cocco, peperoni e zucchine servito con riso basmati.

Giorno 6:

Colazione: Una ciotola di fiocchi di riso senza zucchero aggiunto con latte di mandorle senza zucchero aggiunto, kiwi a fette e un cucchiaino di semi di chia.

Merenda mattutina: Una manciata di noci o mandorle senza sale.

Pranzo: insalata di pollo alla griglia con lattuga, carote, cetrioli e pomodori, condita con olio d'oliva e aceto di vino bianco. Accompagnare con una fetta di pane senza glutine.

Merenda: Uno yogurt di soia senza zucchero aggiunto con una banana affettata.

Cena: salmone al forno con patate dolci arrosto e spinaci saltati in olio.

Giorno 7:

Colazione: Uova strapazzate con cubetti di pomodoro e spinaci saltati, accompagnati da una fetta di pane senza glutine.

Spuntino mattutino: baby carote e strisce di peperoncino con hummus.

Pranzo: riso senza glutine con salsa di pomodoro fatta in casa (senza cipolle o aglio) e polpette di tacchino.

Merenda: mandorle tostate e semi di zucca.

Cena: Omelette di mais con pollo alla griglia, peperoni e cheddar (senza lattosio), servite con un contorno di insalata mista condita con olio d'oliva.

Settimane 2, 3 e 4: Puoi ripetere il ciclo di pasti della settimana 1, variando le ricette e gli ingredienti per non rinunciare alla varietà e al gusto. Puoi anche esplorare nuove ricette, che ti propongo di seguito.

Zuppa di zucca e carota

Ingredienti: zucca, carote, brodo vegetale senza cipolle, olio d'oliva, sale e pepe.

Istruzioni: Cuocere le verdure nel brodo fino a quando sono teneri, tritare e condire con un filo d'olio e aggiungere pane tostato a piacere.

Insalata di riso con tonno e pomodori

Ingredienti: Riso basmati, tonno naturale in scatola, pomodorini, olive nere, prezzemolo, olio d'oliva, sale e pepe.

Istruzioni: Cuocere il riso, aggiungere gli altri ingredienti tagliati a dadini e condire con olio, sale e pepe e godere.

Pollo al limone con verdure al vapore

Ingredienti: petto di pollo, limone, zucchine, carote, olio d'oliva, prezzemolo, sale e pepe.

Istruzioni: Cuocere il pollo con il succo di limone, facendo attenzione che non si attacchi alla padella e diventi morbido, cuocere le verdure a vapore e servire.

Pasta con pomodoro fresco e basilico

Ingredienti: Pasta senza glutine, pomodori freschi, basilico, olio d'oliva, sale e pepe.

Istruzioni: Cuocere la pasta, rosolare i dadini di pomodoro con olio e basilico, aggiungere la pasta e condire.

Salmone alla griglia con patate arrosto e insalata di rucola

Ingredienti: filetto di salmone, patate, rucola, olio d'oliva, limone, sale e pepe.

Istruzioni: Arrostire il salmone, cuocere le patate, condire la rucola con olio, limone, sale e pepe.

Uova strapazzate con spinaci e pomodorini

Ingredienti: Uova, spinaci freschi, pomodorini, olio d'oliva, sale e pepe.

Istruzioni: Soffriggere gli spinaci e i pomodorini in una padella, aggiungere le uova sbattute, cuocere fino a cottura.

Risotto di asparagi

Ingredienti: Riso arborio, asparagi, brodo vegetale senza cipolla, vino bianco secco, olio d'oliva, sale e pepe.

Istruzioni: Cuocere il riso con il brodo e il vino, aggiungere gli asparagi tagliati e cuocere fino a cottura completa.

Ecco anche alcune idee per la colazione.

Porridge con latte senza lattosio o verdura, mirtilli, kiwi e semi di chia.

2 fette di wasa con formaggio senza lattosio e fette di pomodoro.

Cereali integrali con latte senza lattosio o vegetale e fragole fresche.

2 fette di wasa con burro di arachidi e fette di banana.

Weetabix con yogurt greco, fragole e kiwi.

Uova strapazzate con spinaci, servite su pane tostato Wasa o cereali.

Smoothie con banana, mirtilli, spinaci, latte vegetale o senza lattosio e semi di chia.

E qui hai più idee per il pranzo (o la cena, come preferisci).

Pasta con sugo alla bolognese alternativa (porzione per 4)

Per porzione: 336 cal / 32 g di proteine / 30 g di carboidrati / 9 g di grassi

Ingredienti:

- 500 g di carne macinata
- 1 carota, tagliata a dadini
- g. gambo di sedano
- 400 g di polpa di pomodoro
- 100 g di spaghetti senza glutine
- 2 zucchine, tagliate a forma di spaghetti
- Sale e pepe a piacere

Istruzioni:

- Riscaldare l'olio in una padella, aggiungere le carote e sedano e lasciarli friggere.
- Aggiungere la carne macinata e cuocere circa 8-10 minuti.
- Aggiungere il pomodoro, il sale e il pepe, mescolare bene e cuocere altri 30 minuti o fino a quando la salsa si riduce.
- Nel frattempo, cuocere la pasta e tagliare le zucchine e metterli in padella per 4 minuti fino a quando sono ben cotti.
- Aggiungere la pasta e mescolare bene.

Insalata speciale di quinoa e pollo (porzione per 4)

Per porzione: 390 cal / 38 g di proteine / 33 g di carboidrati / 10 g di grassi

Ingredienti:

- 2 petti di pollo
- 250 g di quinoa
- 3 pomodori grandi tagliati a dadini
- Cetrioli tagliati a dadini
- 2 cipolline tritate
- Sale e pepe a piacere
- Succo di mezzo limone
- Olio d'oliva

Istruzioni:

- Cuocere la quinoa seguendo le istruzioni riportate sulla confezione.
- Tagliare il petto di pollo a pezzi e cuocere a fuoco lento in una padella antiaderente per circa 10 minuti. Togliere dalla padella e sminuzzare il pollo.
- Aggiungere il pomodoro tagliato a dadini, insieme al cetriolo e allo scalogno. Scolare la quinoa e aggiungerla all'insalata. Condire con un cucchiaino di olio e succo di limone, condire e servire.

Frittata verde con toast (porzione per 4)

Per porzione: 330 cal / 26 g di proteine / 13 g di carboidrati / 18 g di grassi

Ingredienti:

- 250 g di bietole in strisce
- 1 zucchine grattugiate

- 1 cucchiaino di scorza di limone grattugiata
- 6 uova
- 2 albumi d'uovo
- 120 g di latticini scremati
- 120 g di parmigiano grattugiato
- 4 fette di Wasa, per servire

Istruzioni:

- Preriscaldare il forno a 180 gradi, ungere leggermente con olio una teglia o qualsiasi altro recipiente adatto alla cottura in forno. 2. Mettere le bietole in una casseruola e riempirlo di acqua bollente. Lasciare così per 30 secondi, quindi risciacquare e rimuovere l'acqua in eccesso. Tagliare.
- Riscaldare una padella con un po' d'olio a fuoco medio-alto. Aggiungere le zucchine e la scorza di limone e cuocere per circa 2 minuti, fino a quando è ben cotto. Lasciare raffreddare.
- Sbattere gli albumi, la ricotta e il parmigiano, quindi aggiungere le zucchine con la scorza di limone e le bietole. Cuocere per 25-30 minuti.
- Servire accompagnato da fette di Wasa.

Tagliatelle di riso alla tailandese (porzione per 4)

Per porzione: 316 cal / 35 g di proteine / 25 g di carboidrati / 7 g di grassi

Ingredienti:

- 2 petti di pollo, tagliati in pezzi
- 2 confezioni di tagliatelle di riso
- Una manciata di fagiolini
- 2 carote
- 15 g di arachidi sminuzzate
- 40 g di coriandolo per decorazione

Istruzioni:

- Lasciare i noodles in acqua per 10 minuti, quindi cuocerli seguendo le istruzioni riportate sulla confezione
- Scaldare una padella antiaderente a fuoco medio. Aggiungere il pollo e cuocere; per circa 3-4 minuti. Quindi metterlo su un piatto, coprirlo e conservarlo.
- Cuocere anche le verdure per circa 2 minuti. Quindi, spegnere il fuoco e coprire in modo che le verdure finiscano di cuocere grazie al vapore che viene creato per circa 1 minuto. Aggiungere il pollo e le tagliatelle e mescolare bene.
- Decorare con le arachidi e coriandolo e servire.

Pollo al limone e rosmarino

Ingredienti:

- 4 petti di pollo senza pelle
- Succo di 2 limoni
- 2 cucchiai di olio d'oliva
- Rametti di rosmarino freschi
- Sale e pepe a piacere

Istruzioni:

- In una ciotola, mescolare il succo di limone, olio d'oliva, rosmarino, sale e pepe.
- Marinare i petti di pollo nella miscela di limone e rosmarino per almeno 30 minuti in frigorifero.
- Preriscaldare il forno a 200°C.
- Mettere i petti di pollo marinati su una teglia rivestita con carta da forno.
- Cuocere per circa 25-30 minuti o fino a quando il pollo è ben cotto e dorato.
- Servire caldo con un contorno di verdure a piacere.

Risotto con zucchine e pomodori secchi:

Ingredienti:

- Riso Arborio
- 2 zucchine tagliate a dadini
- Una manciata di pomodori secchi tagliati a pezzi
- 1 litro di brodo vegetale senza cipolle o aglio
- 2 cucchiai di olio d'oliva
- Una spruzzata di vino bianco secco (opzionale)
- Sale e pepe a piacere

Istruzioni:

- In una casseruola, scaldare l'olio d'oliva a fuoco medio. Aggiungere le zucchine tagliate a dadini e cuocere fino a quando sono teneri.
- Aggiungere il riso Arborio nella padella e tostare per circa 2 minuti, mescolando continuamente.
- Se lo si desidera, aggiungere vino bianco e lasciare evaporare completamente.
- Aggiungere poco a poco il brodo vegetale caldo al riso, cucchiaio a cucchiaio, mescolando continuamente e aspettando che il brodo venga assorbito prima di aggiungere il successivo.
- Quando il riso è quasi pronto (circa 15-18 minuti), aggiungere i pomodori secchi tritati e mescolare accuratamente.
- Continuare la cottura fino a quando il riso è al dente e cremoso.
- Condire con sale e pepe a piacere e servire caldo.

Spaghetti alla marinara con gamberi e zucchine

- Cuocere i noodles di riso in acqua bollente salata seguendo le istruzioni sulla confezione.
- Nel frattempo, in una padella, riscaldare un po' di olio d'oliva e friggere alcune zucchine tagliate a dadini fino a quando sono teneri.
- 3. Aggiungere i gamberetti sgusciati e cuocere fino a quando sono rosa e ben cotti.

- 4. Scolare gli spaghetti e aggiungerli alla padella con gli ingredienti.
  Mescolare bene e servire con un pizzico di prezzemolo fresco
  tritato.

Tofu alla griglia con salsa di soia e zenzero:

- Tagliare il tofu a fette e asciugare delicatamente con carta
  assorbente.
- Scaldare una padella antiaderente e cuocere le fette di tofu fino a
  quando sono croccanti e dorate su entrambi i lati.
- In una piccola ciotola, mescolare un po' di salsa di soia senza aglio
  e zenzero fresco grattugiato.
- Versare la salsa di soia e zenzero sul tofu prima di servire. Puoi
  anche aggiungere un po' di peperoncino fresco tritato se ti piace il
  tocco piccante.

Insalata di quinoa con verdure grigliate e feta senza lattosio

- Cuocere la quinoa seguendo le istruzioni riportate sulla confezione.
- Tagliare a dadini zucchine, melanzane, peperoni e pomodori.
- Mettere le verdure in una teglia rivestita con carta da forno, condire
  con olio d'oliva, sale e pepe, e cuocere fino a quando sono teneri e
  leggermente dorati.
- In una ciotola grande, mescolare la quinoa cotta con le verdure
  arrostite e aggiungere un po' di feta senza lattosio sminuzzato.
- Condire con un po' di olio d'oliva e succo di limone prima di
  servire.

Insalata di gamberi con avocado e lattuga iceberg:

Ingredienti:

- 200 g di gamberetti pelati e puliti
- 1 avocado maturo, tagliato a dadini
- Foglie di lattuga iceberg, lavate e spremute
- 1 cetriolo, tagliato a fette sottili
- Succo di limone
- Olio d'oliva
- Sale e pepe a piacere

Istruzioni:

- In una padella antiaderente, cuocere i gamberi con un po' di olio d'oliva fino a cottura. Aggiungere un pizzico di sale e pepe.
- In una ciotola grande, mescolare i gamberi cotti, l'avocado tagliato a dadini, le foglie di lattuga iceberg tritate e il cetriolo affettato.
- Condire l'insalata con succo di limone, un filo d'olio d'oliva, sale e pepe, mescolando delicatamente per distribuire bene il condimento.

Ecco anche un diagramma per aiutarvi a regolare meglio.

Verdure senza amido: 5 porzioni al giorno

75 g di verdure cotte (zucchine, fagiolini, carote, broccoli)

200 g di insalata di verdure (spinaci, pomodoro, cetriolo)

Frutta: 2 porzioni al giorno

1 frutto medio (arancia, pera)

2 piccoli frutti (kiwi, mandarini)

140 g di frutta (melone, uva, bacche)

Proteine: 3 porzioni al giorno

100 g di carne magra, pollo, pesce o tofu

2 uova

Carboidrati e cereali: 3-4 porzioni al giorno

1 fetta di pane integrale, o Wasa

Frittelle di riso integrale

40 g di cereali integrali (avena, weetabix, fiocchi di riso)

1 patata media o 115 g di patate dolci

75 g di riso, pasta (o anche quinoa)

65 g di lenticchie o ceci

Latticini: 2 porzioni al giorno

250 ml di latte vegetale o senza lattosio

200 g di yogurt senza lattosio

40 g di formaggio duro

Oli e grassi: 3 porzioni al giorno

12 g di olio extra vergine di oliva

20 g di avocado

Bene, ora che hai già qualche idea da provare, diamo il benvenuto alla testimonianza di Luca, che ha cercato di mettere in pratica le novità di questo programma di dieta, nonostante abbia una storia molto particolare. Infatti, Luca ha sempre avuto un rapporto difficile con il cibo: fin da quando era più giovane, lottava con problemi digestivi e costanti disturbi intestinali che influivano negativamente sulla sua qualità di vita. Tuttavia, tutto è cambiato quando ha scoperto la dieta FODMAP e ha iniziato il suo viaggio verso una nuova vita di benessere intestinale.

"Quando ho iniziato la dieta FODMAP, ero scettico, ma anche troppo disperato", dice Luca. "Avevo provato quasi tutto per alleviare i miei sintomi, ma niente sembrava funzionare e stavo davvero per perdere la speranza. Così, con una piccola dose di fiducia dettata ora dalla disperazione più che altro, e un pizzico di scetticismo, ho deciso di dare una possibilità a questa dieta."

Fin dall'inizio, Luca si è impegnato pienamente a seguire la dieta FODMAP con precisione e regolarità. A poco a poco, iniziò a pianificare attentamente i suoi pasti, avendo cura di scegliere solo gli alimenti consentiti ed evitando quelli che riteneva potessero causargli problemi. Luca afferma: "Pianificare i pasti è diventato parte integrante della mia routine quotidiana, ora mi sembra naturale", spiega. " Mi aiuta a evitare le tentazioni e a mantenere la disciplina necessaria per seguire con successo la dieta".

Mentre Luca continuava a seguire la dieta FODMAP, ha iniziato a notare una serie di benefici che erano poco meno che sorprendenti. " Uno dei primi cambiamenti che ho notato è stata una significativa riduzione dei miei problemi digestivi", afferma. " Il gonfiore, i crampi e la sensazione di disagio che mi tormentavano erano chiaramente diminuiti, e ho anche iniziato a sentirmi molto meglio in generale". Ma Luca non ha solo sperimentato benefici fisici; ha anche notato un miglioramento significativo del suo umore e del suo equilibrio emotivo. " Essere in grado di controllare i miei sintomi intestinali ha avuto un grande impatto sulla mia salute mentale", dice Luca. "Mi sento più fiducioso e ottimista sul futuro e sono grato per l'opportunità di vivere una vita più tranquilla e piena."

Oltre ai benefici tangibili, Luca ha anche imparato molto su se stesso durante il suo viaggio con la dieta FODMAP. "Ho imparato l'importanza di ascoltare il mio corpo e rispettare i suoi bisogni", spiega, "La dieta FODMAP mi ha insegnato ad essere più consapevole del cibo che mangio e ad essere più consapevole dei suoi effetti sul mio corpo, e mi ha permesso di prendere il controllo della mia salute e della mia vita."

Pertanto, abbiamo appena incontrato una persona che ora è davvero grata per l'opportunità di vivere una vita senza i costanti disturbi intestinali che prima la tormentavano. " La dieta FODMAP ha cambiato la mia vita in un modo che non avrei mai immaginato", conclude, "sono felice di dire che mi ha dato la libertà di esplorare il mondo senza essere limitato dai miei sintomi, e per questo sarò sempre grato."

CAPITOLO 6. Giornata a basso contenuto di FODMAP

Avventuriamoci ora in un giorno basso in FODMAP e diamo il benvenuto a questo sesto capitolo, dedicato al benessere intestinale e a ciò che bisogna fare, ogni giorno, per riuscire ad alleviare l'IBS.

Colazione: inizia la giornata con gusto ed energia

Per iniziare la giornata in modo energico e sano, opta per una colazione che ti dia il carico giusto senza irritare il tuo stomaco sensibile. Naturalmente, hai molte idee a tua disposizione se dai un'occhiata ai capitoli precedenti; qui sto solo cercando di darti un'idea generale di come iniziare la giornata e come finirla. Quindi, una buona opzione potrebbe essere un frullato verde, preparato con spinaci freschi, una banana non troppo matura e latte di mandorle senza zucchero aggiunto. In particolare, gli spinaci forniscono una buona dose di ferro e fibre, mentre la banana aggiunge dolcezza naturale senza compromettere la dieta a basso contenuto di FODMAP. Pertanto, questa colazione è ricca di sostanze nutritive, essenziali per iniziare la giornata con il piede giusto.

Merenda mattutina: sazia la fame con spuntini sani e gustosi

Quando arriva il momento dello spuntino mattutino, opta per un'opzione leggera ma saziante. Una manciata di mandorle o noci senza sale è una combinazione perfetta di proteine, grassi sani e fibre per mantenere stabile il livello di zucchero nel sangue e calmare la fame fino all'ora dei pasti. In questo modo puoi tenere a bada la fame senza sovraccaricare lo stomaco.

Pranzo: un pasto gustoso ed equilibrato per recuperare le forze

Per il pranzo, preparare un'insalata di quinoa con pollo alla griglia e verdure miste, che è sia veloce, equilibrata e gustosa, ideale da portare con sé nel caso in cui si debba mangiare fuori o in ufficio. La quinoa è un'ottima fonte di proteine e fibre, mentre il pollo grigliato porta sapore e consistenza al piatto. Aggiungere alcune verdure a basso contenuto di FODMAP come pomodori, cetrioli e peperoni per dare un tocco in più di freschezza e la giusta quantità di fibre. Condire con qualcosa di leggero come un filo d'olio d'oliva o erbe aromatiche per dare un tocco finale irresistibile.

Spuntino: mantenere l'energia con uno spuntino nutriente

Nel pomeriggio, quando hai più bisogno di energia, opta per uno yogurt di soia senza zuccheri aggiunti e mirtilli freschi (o qualsiasi frutta fresca che ti piace). In particolare, lo yogurt di soia è un'ottima fonte di proteine vegetali e probiotici benefici per la salute intestinale, mentre i mirtilli aggiungono dolcezza e antiossidanti al loro spuntino: Uno spuntino così è perfetto per combattere la fame e mantenere alti i livelli di energia per il resto della giornata.

Cena: termina la giornata con un pasto gustoso e rigenerante!

Per cena, regalatevi un piatto di salmone alla griglia accompagnato da patate dolci al forno e broccoli al vapore. Il salmone è un pesce ricco di acidi grassi omega-3 e proteine di alta qualità, mentre le patate dolci forniscono carboidrati complessi e fibre per una sensazione di perfetta sazietà. Infine, i broccoli al vapore aggiungono una nota di freschezza al cibo. Mescolare il tutto con un filo di olio d'oliva e un pizzico di sale e pepe per esaltare i sapori naturali degli ingredienti.

Vivere bene con una dieta a basso contenuto di FODMAP: è possibile!

Questo esempio astratto ma realistico di una giornata bassa in FODMAP mostra che è possibile gustare pasti deliziosi e nutrienti senza compromettere il benessere intestinale. Devi solo capire che la chiave sta in un'attenta pianificazione e selezione del cibo; comprendilo e sarai in grado di tenere sotto controllo i sintomi dell'IBS e goderti una vita più tranquilla. Divertiti e sperimenta con un'ampia varietà di ingredienti e ricette per scoprire quali opzioni sono più adatte al tuo stile di vita e alle tue esigenze dietetiche personali. Con una dieta equilibrata e consapevole, sarai in grado di vivere ogni giorno al massimo, planando leggermente sopra il disagio intestinale. Quindi, cosa vuole che le dica, buon profitto e salute!

Proseguendo con un'altra storia molto interessante, condividiamo ora la testimonianza di Maria, come esempio di come affrontare la giornata con determinazione e speranza.

Maria, come quasi tutte le persone di cui abbiamo parlato finora, vive da anni con l'IBS, che gli è stato diagnosticato fin da bambina, affrontando quotidianamente una serie di sintomi spiacevoli che gli rendevano la vita impossibile, in particolare un gonfiore addominale molto sgradevole che lo faceva odiare il suo corpo. Tuttavia, dopo aver scoperto la dieta a basso contenuto di FODMAP, ha finalmente trovato un modo efficace per controllare questo problema e riguadagnare fiducia in se stessi.

"La mia giornata inizia con una serie di piccole precauzioni e rituali che mi aiutano a prepararmi mentalmente e fisicamente ad affrontare le sfide che l'IBS può presentarmi durante la giornata", dice Maria. "Una volta sveglio, faccio una breve meditazione e una sessione di respiro profondo per calmare la mente e ridurre lo stress che spesso aggrava i miei sintomi. Questo piccolo passo da solo mi aiuta a iniziare la giornata con una mentalità positiva e determinata."

Maria continua la sua giornata con una colazione leggera ma nutriente, seguendo attentamente la dieta bassa in FODMAP. "Una colazione a base di un buon porridge con banane, mirtilli e latte di soia mi dà l'energia di cui

ho bisogno per iniziare la giornata senza irritare il mio stomaco sensibile",
spiega. " Inoltre, mi assicuro sempre di bere molta acqua durante il giorno
per mantenermi idratata e favorire la regolarità intestinale".

Durante il giorno, Maria si sforza di mantenere uno stile di vita equilibrato,
evitando situazioni stressanti e prestando attenzione alla sua dieta. " Ho
imparato l'importanza di pianificare i pasti in anticipo e di portare con me
spuntini sani compatibili con la mia dieta a basso contenuto di FODMAP
quando sono fuori casa", afferma. " Questo mi permette di evitare di
ricorrere a cibi che potrebbero provocare una ricaduta dei miei sintomi".

Anche nei momenti difficili, Maria trova conforto e sostegno nella sua rete
di amici e familiari, e afferma: "Avere intorno persone comprensive e
solidali fa una grande differenza". " Ho la fortuna di avere amici e familiari
che mi sostengono nel mio viaggio di vita con IBS, e questo mi dà la forza
di continuare a lottare ogni giorno e non arrendermi mai".

Per questo, nonostante le sfide che deve affrontare, Maria rimane ottimista
ed è determinata a perseguire i suoi obiettivi e a raggiungere le piccole cose
della vita quotidiana. " So che ci saranno alti e bassi lungo la strada, ma
continuo a concentrarmi sulle piccole vittorie e sui progressi che faccio
ogni giorno", conclude. " Con la giusta mentalità e il giusto supporto, sono
sicura di poter controllare la mia malattia e vivere al meglio nonostante
ogni ostacolo".

CAPITOLO 7. Come valutare se la dieta sta funzionando?

Scoprire se la dieta FODMAP sta funzionando è senza dubbio un processo graduale e complesso che richiede tempo, ma aiuta che ci siano diversi segni chiave a cui prestare attenzione per valutare i suoi effetti sul benessere generale e sui sintomi associati all'IBS.

Uno dei primi segni che la dieta FODMAP sta funzionando è un miglioramento evidente dei sintomi gastrointestinali. Questo può portare a una riduzione di crampi addominali, gonfiore, diarrea o costipazione, che sono sintomi comuni di IBS. Se noti una diminuzione della frequenza o dell'intensità di questi sintomi dopo aver seguito la dieta FODMAP per un periodo di tempo significativo, potrebbe essere una buona indicazione che la dieta sta producendo i risultati desiderati.

Inoltre, è possibile notare un aumento della stabilità intestinale, da cui deriva una maggiore regolarità intestinale. Infatti, la dieta FODMAP è progettata per ridurre il carico di lavoro del tratto gastrointestinale limitando l'assunzione di cibo che può causare irritazione o infiammazione. Di conseguenza, molte persone che seguono la dieta FODMAP riferiscono una sensazione generale di leggerezza e comfort intestinale, insieme a una maggiore regolarità delle feci.

Un altro segno che la dieta FODMAP sta funzionando è un miglioramento generale del benessere: molte persone affette da IBS sperimentano un impatto significativo sulla loro qualità di vita a causa dei sintomi debilitanti della malattia. Se la dieta FODMAP ti aiuta a sentirti meglio, a ridurre lo stress associato ai sintomi e a riprendere il controllo della tua vita quotidiana, potrebbe essere un segno che la dieta sta producendo benefici tangibili per il tuo benessere generale. Di conseguenza, inizierai ad avere più fiducia in te stesso e sarai in grado di vedere le cose da un'altra prospettiva. Inoltre, puoi anche notare un aumento dell'energia e della vitalità, poiché la dieta si concentra sull'eliminazione degli alimenti che possono causare affaticamento e stanchezza, che possono essere difficili da digerire per alcune persone con IBS. Se noti un miglioramento dell'energia e della resistenza durante il giorno, questo potrebbe anche essere un segno che la dieta FODMAP sta avendo un impatto positivo sul tuo corpo e sul tuo benessere mentale e fisico.

Infine, potresti notare un miglioramento della tua salute mentale e del tuo umore. Come numerosi studi, che abbiamo anche già menzionato, hanno dimostrato che esiste una forte correlazione tra salute intestinale e salute mentale, così molte persone che seguono la dieta FODMAP riferiscono di un miglioramento dell'umore e di un maggiore senso di benessere emotivo. Se ti senti più felice, più calmo e più motivato dopo aver iniziato a seguire la dieta, potrebbe essere un segno che la tua salute intestinale sta migliorando perché la dieta sta funzionando.

In conclusione, il fatto che la dieta FODMAP sia adatta o meno dipende da tutta una serie di fattori, che dovrebbero essere osservati poiché si riflettono in una vasta gamma di cambiamenti nel corpo e nell'umore, attraverso i quali giudicare l'efficacia della dieta FODMAP ed effettuare qualsiasi aggiustamento o modifica per massimizzare i suoi numerosi benefici.

Prima di tutto, come sempre, è importante consultare il medico. Se non sai da dove iniziare, rivolgiti al tuo medico di base, che è spesso il primo punto di contatto con il mondo medico per coloro che sospettano di soffrire di IBS. Questo può procedere a un esame delle sue condizioni e può anche richiedere esami specifici per escludere altre condizioni con sintomi simili. Una volta confermata la diagnosi, il medico procede a raccomandare il miglior trattamento, inclusi cambiamenti dietetici, modifiche dello stile di vita o terapie farmacologiche.

Camilla, una madre di 35 anni, ha iniziato a soffrire di sintomi gastrointestinali alcuni anni fa, in particolare durante la pandemia del 2020. Prima ha iniziato a provare dolore addominale, poi gonfiore e, infine, cambiamenti nel movimento intestinale. Non appena le restrizioni scomparvero, Camilla si rivolse immediatamente al suo medico di famiglia. Durante la sua prima visita, il medico ha eseguito un esame fisico completo e ha posto domande dettagliate sui suoi sintomi, a cui Camilla ha risposto fornendo una storia medica completa, senza dimenticare di includere la sua dieta e le abitudini quotidiane. Successivamente, il medico ha prescritto alcuni esami per escludere altre condizioni, come la malattia infiammatoria intestinale o la celiachia, che possono presentare sintomi simili. Camilla si è sottoposta ad esami del sangue per controllare i marcatori infiammatori ed escludere carenze nutrizionali. Inoltre, è stato prescritto un esame delle feci per escludere la presenza di sangue occulto o infezioni.

Una volta emessi i risultati dei test, il medico ha confermato la diagnosi di IBS e Camilla si è sentita sollevata sapendo finalmente quale fosse la causa dei suoi sintomi, ma allo stesso tempo era preoccupata che non ci fosse una cura definitiva per la sua malattia.

Il medico di Camilla ha deciso, di concerto con lei, le migliori opzioni di trattamento disponibili e ha progettato un piano personalizzato per controllare il suo IBS, modificando la sua dieta, eliminando gli alimenti ricchi di FODMAP e introducendo probiotici. Inoltre, gli ha consigliato di provare tecniche di gestione dello stress, come lo yoga o la meditazione, per aiutare a ridurre l'impatto dei fattori emotivi sui suoi sintomi.

Come Camilla, anche Giuseppe, 40 anni, ha avuto sintomi attribuibili all'IBS per alcuni mesi prima di decidere di consultare il suo medico di famiglia. Dopo aver vissuto con dolori addominali ricorrenti e stitichezza, Giuseppe decise finalmente che era arrivato il momento di affrontare i suoi problemi di salute e mettere da parte le sue paure. Durante la visita medica, ha descritto dettagliatamente i suoi sintomi, evitando di minimizzarli, e ha parlato della loro durata e frequenza.

Il medico di Giuseppe lo ascoltò attentamente, gli fece domande concrete e gli ordinò una serie di esami del sangue per valutare il suo stato di salute. Inoltre, gli ha consigliato di tenere un diario alimentare e sintomatico per annotare i pasti e l'assunzione di cibo e i momenti in cui si verificavano i disturbi gastrointestinali. Dopo che i risultati degli esami del sangue non hanno mostrato anomalie significative, il medico di Giuseppe ha assunto la diagnosi di IBS. All'inizio Giuseppe non prese bene la notizia, perché pensava sinceramente che si trattasse di piccoli disagi passeggeri.

Il suo medico, tuttavia, cercò di calmarlo immediatamente e non aspettò un secondo prima di agire; infatti, come il medico di Camilla, gli propose alcuni cambiamenti nella dieta e gli consigliò di iniziare una psicoterapia, per cercare di controllare l'ansia che si è manifestata dopo la diagnosi, che non mi aspettavo.

Sia Camilla che Giuseppe dovettero affrontare difficoltà inaspettate e non fu certamente facile accettare la notizia; ma, con il sostegno adeguato, impararono ad assumere il disturbo e cercare di conviverci giorno per giorno.

Nel caso in cui il medico di famiglia, a cui si è recato di solito, non si senta in grado/non disponga degli strumenti adeguati per trattare l'IBS, non scoraggiarsi e consultare uno specialista in gastroenterologia. In effetti, questi medici di solito hanno una formazione specifica nel trattamento delle malattie digestive e possono offrire opzioni di trattamento più avanzate o più specializzate.

Oltre agli specialisti in gastroenterologia, molti pazienti hanno anche beneficiato di parlare con un nutrizionista o dietista perché, come abbiamo detto fin dall'inizio, la dieta svolge un ruolo fondamentale nel "gestire" i sintomi dell'IBS, e chi meglio di un professionista esperto può aiutarti a identificare gli alimenti o le bevande che possono scatenare o aggravare i tuoi sintomi e fornirti le migliori indicazioni su come pianificare una dieta che sia gentile con il tuo sistema digestivo.

Prendiamo come esempio Giulia, una giovane studentessa di 22 anni a cui è stata diagnosticata la IBS. I suoi problemi sono iniziati quando si è iscritto all'università e sono diventati più acuti con gli esami. All'inizio, pensava che fosse solo ansia per il carico di studio, a volte eccessivo, che la colpa fosse degli esami, che, come lei sa, la rendono sempre ansiosa. Tuttavia, mi sbagliavo, e per capire meglio le radici del suo problema dobbiamo tornare indietro nel tempo e incontrare Giulia prima che l'IBS provasse a prendere il controllo della sua vita.

Da bambina, Giulia ha sempre avuto un rapporto complicato con il cibo e il suo corpo. Entrando nell'adolescenza, ha iniziato a piacersi sempre meno, il che l'ha portata a soffrire di un disturbo d'ansia. Poco dopo, si rese conto che, durante alcuni periodi, il suo intestino gli causava alcuni problemi, in particolare attacchi improvvisi di diarrea, che non sembravano avere una spiegazione chiara. Tuttavia, questo cominciava a ripercuotersi sulla loro già precaria qualità di vita. Così Giulia cercò di ignorare i suoi sintomi per un po', nella speranza che alla fine scomparissero da soli. Sebbene abbia provato diverse soluzioni, come farmaci da banco e cambiamenti nel suo stile di vita, i sintomi sono persistiti. Ma quando i suoi problemi iniziarono a diventare sempre più debilitanti, decise di cercare aiuto, e così andò da diversi medici nel corso degli anni alla ricerca di una risposta ai suoi disturbi gastrointestinali. Tuttavia, nonostante i numerosi test e trattamenti, i suoi sintomi persistevano ostinatamente, lasciandola sempre più confusa e disperata.

Ma il vero punto di svolta nella vita di Giulia è arrivato quando ha deciso di consultare un dietista specializzato in disturbi digestivi, che le ha consigliato un'amica che soffriva di IBS ed era riuscita a curarlo, che le ha suggerito che potrebbe anche essere vittima del IBS. Inizialmente scettica, Giulia decise di dare una possibilità a questa nuova via, perché era troppo stanca di sentirsi prigioniera dei suoi sintomi e desiderava con tutte le sue forze riprendere il controllo della sua vita.

Durante la sua prima visita al dietista, Giulia si è sentita confortata sentendosi finalmente ascoltata e compresa. Il medico ha preso il tempo necessario per ascoltare attentamente la sua storia medica e comprendere chiaramente i suoi sintomi. Insieme hanno valutato le possibili cause dei loro disturbi gastrointestinali e hanno elaborato un piano dietetico personalizzato per trattare la loro condizione, che da allora è notevolmente migliorata poiché, nel tempo, Giulia ha iniziato a notare un notevole miglioramento della sua salute intestinale. Con il supporto e la guida del dietista, Giulia ha imparato a leggere attentamente le etichette alimentari e a prendere decisioni consapevoli al momento dell'acquisto. Ha anche imparato a cucinare piatti deliziosi e nutrienti che non solo non le facevano male, ma la facevano sentire energica e sana. Ha smesso di avere attacchi di diarrea, non ha avuto particolari problemi digestivi e anche durante i periodi più stressanti ha potuto vivere comodamente con i sintomi dell'IBS.

Oggi, Giulia è una donna trasformata, non più schiava dei suoi sintomi, ma padrona del suo destino. Ha imparato a gestire efficacemente il suo problema e ha riacquistato fiducia nel suo corpo. Ancora una volta, la sua storia è una testimonianza di come recuperare il controllo della propria vita è possibile, non è un sogno, è una possibilità concreta, mai arrendersi!

Simone, un giovane di 25 anni appena laureato, ha avuto un'esperienza simile con la dietista. Simone, che aveva brillantemente terminato la sua carriera universitaria, era un giovane professionista in crescita, con un futuro promettente davanti a sé. Fin da giovane, aveva sempre avuto una grande determinazione e una grande etica del lavoro. Ma dietro questa facciata di successo e determinazione, c'era una lotta segreta che stava lentamente minando la sua vita: la IBS.

Dall'inizio dei suoi tre anni di carriera, Simone aveva iniziato a notare sintomi gastrointestinali che indebolivano la sua capacità di concentrazione e produttività sia negli studi che durante il lavoro part-time che svolgeva per mantenerli. I dolori addominali, il gonfiore e le frequenti necessità urgenti di andare in bagno lo imbarazzavano costantemente e lo costringevano a fare numerose pause durante la giornata lavorativa. Anche se cercava di nascondere i suoi sintomi ai suoi colleghi universitari e di lavoro, era sempre più evidente che la sua malattia stava influenzando negativamente le sue prestazioni e le sue relazioni sociali. Ma non solo, l'IBS stava mettendo alla prova la sua resistenza e determinazione. Era costretto a saltare riunioni importanti, rimandare le scadenze e ridurre la sua partecipazione a progetti critici per la sua carriera. Nonostante i suoi disperati sforzi per stare al passo con gli altri, si sentiva sempre più isolato e sopraffatto dalla sua malattia.

Ma il punto di svolta nella vita di Simone è stato quando ha rischiato di perdere il lavoro a causa dell'impatto devastante dell'IBS sulla sua produttività lavorativa. Il suo capo, preoccupato per la sua scarsa produttività e le frequenti assenze, lo avvertì che se non avesse migliorato le sue prestazioni, sarebbe stato costretto a licenziarlo. Questa minaccia scosse Simone nel profondo e lo costrinse ad affrontare la realtà della sua situazione.

Deciso a non lasciare che la malattia gli rubasse il futuro, Simone decise di cercare aiuto. Ha consultato uno specialista in gastroenterologia per trovare un trattamento specifico per il suo IBS e ha anche iniziato a valutare altre opzioni per controllare i suoi sintomi. Tra queste, ha deciso di consultare un dietista specializzato nel trattamento dei disturbi gastrointestinali.

Durante le sue sessioni con la dietista, Simone ha imparato a identificare gli alimenti che scatenavano i suoi sintomi e ha adottato una dieta personalizzata per controllarli. Ha fatto cambiamenti significativi nel suo stile di vita, introducendo regolarmente l'esercizio e la meditazione nella sua routine quotidiana. Inoltre, ha iniziato a frequentare gruppi di supporto online e di persona, dove ha trovato conforto e comprensione in altre persone che condividevano le sue stesse esperienze.

Nel tempo, Simone ha notato un miglioramento significativo della sua salute intestinale e della sua qualità di vita in generale, per non parlare della sua carriera! I suoi sintomi diminuirono notevolmente e si sentì più sicuro di sé e in pieno controllo delle sue capacità. Grazie alla sua determinazione e al sostegno che ha ricevuto, è stato in grado di salvare il suo lavoro e riconquistare la fiducia nel futuro. Oggi, Simone è un chiaro esempio di speranza e resilienza per chiunque soffra di IBS. La sua storia dimostra che, anche di fronte alle sfide più difficili, è possibile trovare la forza per superarle e riprendere il controllo della propria vita e delle proprie passioni. La sua esperienza, come quella di molti altri, ci ricorda l'importanza di cercare aiuto e di non arrendersi mai di fronte alle avversità.

Le storie di Giulia e Simone dimostrano quanto sia efficace un approccio dietetico specifico nel trattamento dell'IBS: con il supporto di un dietista esperto, molti malati di IBS possono migliorare significativamente i loro sintomi e recuperare una migliore qualità della vita.

Altri professionisti che possono essere utili nel trattamento di IBS sono psicologi o psicoterapeuti. L'IBS, come abbiamo visto, è spesso associato a stress, ansia e depressione, e parlare con uno specialista può aiutare a controllare queste ricadute emotive della malattia. Ad esempio, la terapia cognitivo-comportamentale (TCC) è particolarmente efficace nel trattamento dell'ansia e può essere utile per coloro che convivono con la malattia. La psicoterapia può anche svolgere un ruolo importante nel trattamento dell'IBS, offrendo alle persone uno spazio sicuro e strumenti per affrontare gli aspetti emotivi negativi della loro malattia. Sebbene l'IBS sia una malattia che si riflette in sintomi fisici manifesti, i suoi effetti "invisibili" sono anche ben documentati, poiché è stato dimostrato che stress, ansia e depressione possono influenzare sia l'insorgenza che la gravità dei sintomi.

Vediamo in dettaglio come la psicoterapia può essere utile per chi soffre di sindrome dell'intestino irritabile.

In primo luogo, la psicoterapia può aiutare le persone a comprendere meglio il rapporto tra i loro stati emotivi e i sintomi fisici dell'IBS. Molte persone con questa condizione sperimentano un circolo vizioso di stress e sintomi gastrointestinali. Lo stress può peggiorare i sintomi, il che a sua volta può aumentare lo stress. La psicoterapia può aiutare le persone a riconoscere questo circolo vizioso e sviluppare strategie per spezzarlo.

Una delle modalità terapeutiche più efficaci per trattare la sindrome è la terapia cognitivo-comportamentale, di cui abbiamo già parlato. La TCC si concentra sul cambiamento dei pensieri e dei comportamenti che contribuiscono allo stress e ai sintomi gastrointestinali. Attraverso di essa, i pazienti imparano a identificare e reagire ai pensieri distorti o negativi legati alla loro malattia, sviluppando una prospettiva più realistica e positiva. Inoltre, la TCC insegna tecniche di gestione dello stress, come la respirazione profonda e la visualizzazione, che possono aiutare a ridurre l'impatto negativo dello stress sui sintomi.

Altre forme di psicoterapia, come la terapia psicodinamica o la terapia centrata sulla consapevolezza, possono essere di grande aiuto per esplorare le radici emotive dei sintomi gastrointestinali. Queste modalità terapeutiche incoraggiano le persone a esplorare le loro esperienze passate e le emozioni represse che potrebbero contribuire al loro stato attuale. La pratica della consapevolezza, che implica la consapevolezza del momento presente senza giudicare, è di grande aiuto per le persone che vogliono ridurre lo stress e migliorare il rapporto con il loro corpo e i sintomi di IBS.

Un altro aspetto importante, che non dovrebbe mai dimenticare la psicoterapia, è il supporto emotivo che comporta. Vivere con una malattia cronica come l'IBS può essere estremamente stressante e isolante. Pertanto, la psicoterapia offre uno spazio sicuro e privo di giudizi in cui le persone possono esplorare i propri sentimenti, preoccupazioni e paure legate alla malattia. Essere ascoltati e compresi da uno psicoterapeuta può aiutare a ridurre i sentimenti di isolamento e migliorare il benessere emotivo.

Infine, la psicoterapia può essere utile anche per trattare altri disturbi mentali comuni associati all'IBS, come l'ansia e la depressione, contro i quali la terapia fornisce supporto e anche il metodo di trattamento appropriato per questi disturbi, migliorando così la qualità della vita delle persone che ne soffrono.

In conclusione, la psicoterapia è un'arma da non sottovalutare quando si tratta di ricadute psicologiche di sindromi come l'IBS.

Lo può assicurare Alex, un ragazzo coraggioso e simpatico di 14 anni, che ha sofferto di IBS in tenera età, ricevendo una diagnosi precoce dopo un periodo difficile in cui è stato molestato da dolori addominali persistenti e costipazione. Anche se la madre di Alex sentì immediatamente i segnali di allarme, all'inizio i trattamenti e i consigli dietetici che le diedero non sembravano portare a nulla; quindi, Alex continuò a combattere il dolore dei suoi sintomi e l'ansia che li accompagnava.

Dopo aver sentito parlare dei benefici della psicoterapia nel trattamento dell'IBS, la madre di Alex ha deciso di contattare un terapista specializzato nel trattamento di questi problemi nei bambini piccoli. Durante le sessioni di terapia, Alex ha preso coscienza del rapporto tra i suoi stati emotivi e i sintomi della sua malattia e ha imparato che lo stress e l'ansia possono scatenare o esacerbare i suoi sintomi, quindi ha imparato a riconoscere e gestire meglio queste emozioni.

Con il supporto del suo terapista, Alex ha anche imparato nuove tecniche di gestione dello stress, come la respirazione profonda, che lo aiutano a ridurre l'impatto negativo dello stress sui suoi sintomi e a trovare una maggiore sensazione di calma e controllo nella sua vita quotidiana.

Un anno dopo, Alex fortunatamente sta molto meglio e anche sua madre è finalmente più felice e tranquilla. Si sente più sicuro nell'affrontare la sua malattia e meno sopraffatto dai sintomi. Ha anche scoperto che la psicoterapia offre uno spazio sicuro per esplorare i suoi sentimenti e le sue preoccupazioni, riducendo così il suo senso di isolamento e migliorando il suo benessere emotivo generale.

La storia di Alex non è unica, infatti, molte persone molto giovani sono preda dell'IBS e sono particolarmente colpite dalle conseguenze psicologiche, perché se non è facile per un adulto, tanto meno lo è per una persona più giovane. Ma come puoi vedere, ancora una volta, non è nulla che non possa essere migliorato con la giusta terapia e molto coraggio!

Daniela, ad esempio, è un'altra donna coraggiosa che ha avuto (e continua ad avere) a che fare con l'IBS e ha trovato sollievo dalla sua ansia grazie alla TCC. Con il supporto del suo terapeuta, ha imparato a identificare e cambiare i pensieri negativi che contribuivano alla sua malattia e ha sviluppato strategie pratiche per controllare lo stress e i sintomi. Prima che i suoi sintomi peggiorassero, Daniela era una donna vivace e determinata, ma la sua vita era costantemente oscurata da un'ombra persistente: l'IBS. Come giovane donna attiva, Daniela trovava particolarmente difficile vivere con l'IBS. I suoi giorni erano dominati da un dolore addominale debilitante e da un gonfiore sgradevole. Ogni appuntamento, ogni incontro con gli amici, era un'incognita, accompagnata dalla costante paura di un'ulteriore escalation dei sintomi.

Daniela aveva provato di tutto: diete, integratori, farmaci, ma niente sembrava offrire un sollievo duraturo. La sua frustrazione e disperazione crescevano ad ogni doloroso episodio. Ma quando sembrava che non ci fosse più speranza, Daniela decise di affrontare la sua malattia da un nuovo punto di vista: la psicoterapia. Con il cuore ristretto e la paura delle delusioni del passato, Daniela varcò la soglia della consultazione del terapeuta. Ma quello che trovò lì non fu solo un ascoltatore esperto ed empatico, ma anche una guida affettuosa verso una migliore comprensione e controllo della sua malattia. Attraverso la TCC, Daniela ha iniziato a esplorare gli intricati legami tra la sua mente e il suo corpo, e ha imparato a riconoscere e mettere in discussione i pensieri negativi che amplificavano la sua ansia e i sintomi dell'IBS. L'ha confortata sapere che non era sola nella sua lotta perché, durante le sessioni, ha incontrato altri pazienti con storie simili alla sua. E parlare delle sue esperienze con altri pazienti alleviava il suo senso di isolamento, facendola sentire compresa e accettata.

Così, oltre a imparare nuove strategie per affrontare lo stress, ha iniziato a vedere la luce alla fine del tunnel e ha anche fatto nuovi amici. Con il passare delle sessioni, Daniela si rese conto che, ovviamente, i sintomi dell'IBS non erano magicamente scomparsi, ma aveva imparato a gestirli in modo più efficace ed era come se praticamente non esistessero più. Si sentiva più forte, più sicura di sé e più resistente di prima, una Daniela antica ma forte che, uscendo dallo studio del terapeuta, sente un crescente senso di speranza e rinascita. Ha ancora alcune sfide da affrontare, ma ora sa di non essere sola nel suo viaggio e, con il supporto della terapia e la sua forza interiore, sa che ora può affrontare qualsiasi sfida la vita le presenti.

Luca, un uomo ora deluso, ha anche trovato un salvagente in psicoterapia. In particolare, attraverso la terapia psicodinamica, ha esplorato le sue esperienze passate e le emozioni represse legate alla sua malattia, acquisendo una maggiore comprensione di se stesso e dei suoi sintomi. Infatti, Luca era un uomo calmo e riservato, con una grande passione per la musica e la natura. Tuttavia, dietro il suo sorriso gentile si nascondeva il dolore di vivere con IBS.

Un giorno, mentre sfogliava una rivista medica nella sala d'attesa del suo gastroenterologo, Luca fece una scoperta che avrebbe cambiato la sua vita, anche se ancora non lo sapeva: la psicoterapia come trattamento complementare per la LME. Incuriosito dalla possibilità di trovare sollievo non solo fisico ma anche emotivo, Luca decise di dare una possibilità alla terapia. Quando entrò nello studio del suo terapista, Francesca, Luca si sentì subito a suo agio. La dottoressa lo accolse con un caldo sorriso e un'aura di calma che lo tranquillizzarono e, durante le sessioni, cominciò a condividere con lei i suoi pensieri e le sue preoccupazioni più intime legate alla sua malattia.

Francesca lo ascoltò attentamente, guidandolo dolcemente in un viaggio di scoperta di sé. Insieme hanno esaminato le radici emotive dei sintomi di Luca, scoprendo vecchi traumi e paure nascoste che avevano contribuito al peggioramento delle sue condizioni. Durante il viaggio terapeutico, Luca ha imparato a riconoscere e accettare le sue emozioni senza essere troppo duro con se stesso, trovando un senso di pace interiore.

Oltre a gestire l'aspetto emotivo, Francesca ha insegnato a Luca a liberarsi dalle catene invisibili che lo legavano alla sua malattia, scoprendo una nuova parte di sé, così forte che non credeva nemmeno esistesse. Ad ogni sessione con Francesca, si sentiva leggero, con un grande desiderio di abbracciare pienamente la vita, consapevole che, anche se il suo viaggio non era ancora finito, aveva trovato una guida sicura lungo la strada. E così, con l'amorevole sostegno del suo terapeuta e la sua incrollabile determinazione, Luca ha continuato il suo viaggio verso il benessere emotivo e fisico, coraggioso e forte come un leone.

Per coloro che non si sentono ancora pronti per la psicoterapia, ci sono anche gruppi di supporto, un'altra preziosa fonte di conforto per le persone con IBS. Infatti, interagire con altre persone che condividono le nostre stesse esperienze può aiutare a ridurre il senso di isolamento che si crea di fronte a una situazione negativa, e fornire nuove prospettive su come affrontare la malattia. I gruppi di supporto offrono possibilità per tutti, e si svolgono sia di persona che online, offrendo una grande flessibilità in base alle esigenze individuali di ciascuno.

Ad esempio, Cristina stava passando un brutto periodo, non usciva più di casa e rifiutava qualsiasi invito a uscire. Questo comportamento metteva in pericolo la maggior parte delle sue amicizie e non faceva altro che amplificare i suoi pensieri negativi e il suo senso di solitudine. Cristina sentiva che la sua frustrazione era in aumento perché, nonostante i suoi sforzi, non vedeva via d'uscita dal suo dolore.

Un giorno, mentre navigava su Facebook, un annuncio che sembrava l'ideale per lei ha catturato la sua attenzione. Di conseguenza, Cristina ha scoperto un gruppo di supporto locale per le persone con IBS e ha deciso di partecipare a un incontro per curiosità. Quel giorno si trovò circondata da persone di cui si sentì veramente compresa per la prima volta in quella che le sembrò un'eternità, da persone che sperimentavano in prima persona cosa significa soffrire di questo disturbo. Incontrando persone con un'esperienza simile, si è sentita a casa e supportata in un modo che non aveva mai sperimentato prima.

In questo gruppo di supporto ha incontrato diverse persone con storie simili alla sua. Tra questi, Thomas, un giovane professionista che ha combattuto l'IBS fin dall'adolescenza e che ha condiviso con lei le sue strategie per controllare i sintomi durante le lunghe giornate di lavoro. Ci sono anche Ginevra e Mario, una coppia che ha imparato ad affrontare insieme le sfide della malattia, offrendosi sostegno e comprensione. Mentre Cristina continua a partecipare alle riunioni del gruppo di sostegno, che ora sono un appuntamento settimanale regolare, si sente rinata e cerca di ricostruire la sua vita e i rapporti di amicizia che si stavano allentando.

Oltre ad essere una fonte di sostegno emotivo, i gruppi offrono anche risorse pratiche e agiscono in qualche modo come centri di informazione. In molti casi, vengono organizzati incontri con professionisti medici ed esperti di nutrizione umana per discutere i nuovi sviluppi nel trattamento dell'IBS e offrire consigli su approcci dietetici e di stile di vita che possono aiutare a ridurre i sintomi.

La storia di Cristina mostra come da un punto di partenza disperato si possa sempre uscire allo scoperto. Anche quando pensi di essere solo, anche quando ti senti abbandonato da tutti, non disperare e non gettare mai la spugna, il cambiamento è sempre dietro l'angolo.

Infine, è anche importante non trascurare l'amor proprio. C'è una miriade di piccoli cambiamenti nello stile di vita che le persone con IBS possono fare per aiutarli a controllare meglio i loro sintomi. Infatti, l'amor proprio significa anche riservare tempo a gesti come una sessione di yoga o meditazione, fare esercizio fisico regolarmente, dormire bene e controllare lo stress attraverso attività piacevoli come passatempi o passeggiate nella natura, Qualsiasi cosa ti faccia sentire bene.

Marta, ad esempio, si è iscritta a un corso di yoga per principianti, dopo averlo dubitato per così tanto tempo si è finalmente concessa del tempo per se stessa e, devi ammetterlo, si sente davvero bene quando ci prendiamo cura di noi!

Daniele, da parte sua, è sempre stato un giovane attivo e appassionato di sport, ma di recente ha dovuto mettere da parte la sua grande passione per riprendersi completamente dai sintomi della sua IBS. Ma da alcune settimane, si è allenato di nuovo regolarmente, scegliendo attività a basso impatto come nuotare e camminare, e ha anche contattato un dietista per apportare cambiamenti alla sua dieta, che aveva anche abbandonato negli ultimi tempi. Dopo poche sessioni di nuoto, si sente di nuovo se stesso e, inoltre, che grande senso di libertà poter fare una passeggiata spensierata in piena natura, con il cellulare in modo non fastidioso e la mente concentrata solo su se stessa!

Irene viveva il suo sogno di donna in carriera, dopo aver superato i peggiori sintomi provocati dall'IBS. Aveva una vita frenetica, ma non gli importava perché stava realizzando la vita dei suoi sogni. Ma all'improvviso c'è stata un'epidemia! La felicità cominciava a scomparire e non aveva più tempo per dedicarsi a se stessa, così, come gesto d'amore verso se stessa, decise di lasciare il suo lavoro e cercarne un altro che le lasciasse più tempo libero. Ora, nei suoi giorni più leggeri frequenta le lezioni di pilates e dedica ogni pomeriggio alle sue attività preferite, per poter dormire bene e svegliarsi fresca come una rosa. E indovinate un po', i suoi sintomi sono di nuovo migliorati!

Spero che tu abbia letto questo capitolo con passione, pieno di storie di persone che hanno deciso di raccogliere tutte le loro forze e dedicare il loro tempo al proprio benessere, facendo tutto il necessario per la loro felicità. Spero anche che, avvicinandosi alla fine di questo volume, si senta determinato e ispirato, pronto a chiedere aiuto se per molto, molto tempo ha avuto paura di uscire dal suo guscio. Infine, spero che questo capitolo l'abbia resa consapevole di avere a sua disposizione diverse opzioni per quanto riguarda il suo cammino verso l'equilibrio psicofisico: dai medici generalisti agli specialisti in gastroenterologia, Dai nutrizionisti ai terapisti e ai gruppi di supporto, c'è una miriade di risorse che ti aspettano calorosamente

CAPITOLO 8. Mantenere la dieta senza rinunciare al piacere del buon gusto a tavola

Seguire la dieta FODMAP può sembrare un compito troppo impegnativo, soprattutto per chi soffre della sindrome dell'intestino irritabile ma che, nonostante i suoi sintomi, non può rinunciare a certe abitudini. Ma in realtà, dovresti sapere che è possibile seguire un regime controllato senza rinunciare al piacere del cibo. In effetti, la dieta FODMAP di cui abbiamo parlato finora, che si concentra sull'eliminazione temporanea di cibi ricchi di determinati carboidrati fermentabili, può portare a una significativa riduzione dei sintomi gastrointestinali senza dover dire addio per sempre a piatti gustosi e appetitosi.

Una delle chiavi per non annoiarsi con la dieta FODMAP è sperimentare ingredienti alternativi e ricette creative, come suggeriamo alcuni capitoli sopra. C'è un intero mondo di cibi gustosi e nutrienti che rientrano nella categoria low-FODMAP, che possono servire come base per realizzare creazioni deliziose e nutrienti.

Per concludere, ecco tre storie di persone che hanno superato i loro limiti e imparato a diventare veri maestri in cucina, nonostante le loro difficoltà iniziali dovute alla loro mancanza di esperienza in cucina.

Cominciamo con Chiara, una ragazza appassionata di cucina e una vera foodie, purtroppo limitata dalla sua IBS, che le aveva reso difficile godersi la cucina come prima. Stanca di dover limitare la sua dieta a pochi cibi sicuri (e poco appetitosi), ha deciso di prendere le carte in mano e imparare a cucinare piatti gustosi che sono stati approvati anche dal suo stomaco sensibile. All'inizio, la sua cultura culinaria ruotava attorno a cibi dannosi per la sua IBS e spesso era sopraffatta dal dover imparare nuovi metodi di cottura. Tuttavia, con determinazione e pazienza, ha iniziato a sperimentare ricette semplici con pochi ingredienti. Poi ha iniziato a frequentare corsi di cucina e a seguire tutorial su Internet per affinare le sue abilità. Così ha imparato a cucinare piatti deliziosi e nutrienti, adatti alla sua dieta ma che soddisfano anche il suo palato. Oggi Chiara è diventata una chef esperta e una fonte di ispirazione per chiunque voglia imparare a cucinare nonostante le difficoltà poste dall'IBS.

Alexander non si è mai preso troppo cura della sua figura e ha sempre preferito cibi grassi e molto elaborati. Tuttavia, questo comportamento era ovviamente poco compatibile con il suo disturbo e alla fine ha dovuto "cedere". Fu quindi costretto a riconsiderare il suo rapporto con il cibo e ad assumere un ruolo più attivo nella preparazione dei pasti. All'inizio la cucina era un territorio sconosciuto e spesso si sentiva incapace di preparare piatti anche lontanamente commestibili. Ma invece di arrendersi, decise di affrontare la sfida con determinazione e impegno. Ha iniziato la sua avventura culinaria cercando corsi di cucina che si adattassero alle sue esigenze. Dopo una ricerca approfondita, ha trovato un corso progettato specificamente per coloro che devono affrontare restrizioni dietetiche, incluso l'IBS. All'inizio era un po' intimidito dall'idea di tentare la fortuna in una cucina professionale, ma era determinato a imparare e superare le sue paure.

Il primo giorno del corso, Alessandro si è sentito un po' fuori posto tra gli altri partecipanti, che sembravano più a loro agio in cucina. Tuttavia, il calore e l'accoglienza degli insegnanti e degli altri partecipanti lo hanno aiutato a sentirsi sempre più a suo agio. Così, durante le prime lezioni, ha imparato le basi della cucina, dalla preparazione degli ingredienti alle diverse tecniche culinarie, seguendo attentamente le istruzioni degli chef e mettendo in pratica le loro nuove conoscenze.

Con il passare del tempo, ha iniziato a guadagnare fiducia nelle sue capacità culinarie e a sperimentare nuovi ingredienti, creando piatti gustosi e nutrienti adatti alla sua dieta a basso contenuto di FODMAP. Ora aspetta con ansia le sue lezioni settimanali, con entusiasmo per imparare sempre di più e affinare le sue abilità in cucina.

Entro poche settimane, Alessandro avrà terminato il corso e ora è una persona completamente trasformata. Non solo ha imparato a cucinare piatti deliziosi e nutrienti che soddisfano le sue esigenze, ma ha anche scoperto un'inaspettata passione per la cucina. È orgoglioso dei progressi che ha fatto e guarda al futuro con ottimismo, sapendo che può far fronte a qualsiasi cambiamento che la vita gli presenti.

Infine, Laura aveva sempre trovato conforto in cucina, soprattutto nei momenti di stress, ma la IBS aveva iniziato a limitare le sue opzioni. Determinata a non lasciare che la sua malattia le impedisse di godersi il cibo, decise di approfondire le sue conoscenze, esplorando nuove possibilità. Ha anche frequentato corsi di cucina specializzati nella preparazione di pasti adatti alla sua dieta e ha consultato nutrizionisti per consigli su come creare pasti equilibrati e nutrienti. Nel corso del tempo, ha preso la decisione di condividere la sua esperienza e le sue conoscenze culinarie con gli altri. Rafforzata dalla sua trasformazione personale, ha deciso di diventare fonte di ispirazione per chiunque soffrisse di IBS, aiutandolo a scoprire il piacere del cibo e a controllare i suoi sintomi attraverso la cucina. Laura ha iniziato la sua missione aprendo un canale di ricette su YouTube, dove condivide le sue creazioni culinarie e offre consigli pratici su come preparare pasti deliziosi e nutrienti adatti alla dieta low-FODMAP. Le sue ricette sono creative e gustose e dimostrano che non è necessario sacrificare il gusto per mantenere una dieta sicura per l'IBS.

Attraverso il suo canale YouTube, Laura ha creato una comunità di persone che la pensano allo stesso modo e cercano supporto e ispirazione. Incoraggiava i suoi seguaci a sperimentare in cucina e a trovare modi creativi per adattare le loro ricette preferite alla loro dieta. Ma Laura non si limitava a condividere le sue ricette online, organizzava anche eventi di cucina dal vivo e laboratori culinari per chi voleva imparare le sue tecniche di persona e trovare un momento di dialogo. Questi eventi sono diventati un luogo di incontro e di sostegno per coloro che hanno affrontato l'IBS, offrendo loro un ambiente sicuro e accogliente per esplorare la cucina e condividere le loro storie.

Nel tempo, il lavoro di Laura ha attirato l'attenzione dei media e ha ricevuto riconoscimenti per i suoi sforzi nel fornire risorse culinarie a coloro che soffrono di IBS. È diventata una figura rispettata in ambito culinario e ha continuato a ispirare e aiutare migliaia di persone in tutto il mondo attraverso il suo lavoro. Oggi, Laura è una chef esperta e un'ispirazione per chiunque voglia imparare a controllare l'IBS attraverso la cucina. Il loro canale YouTube continua a crescere e ad avere un impatto positivo sulla vita di molte persone, offrendo loro un prezioso supporto e abbondanti idee culinarie per affrontare la loro malattia, e la sua storia è una testimonianza del potere della cucina come strumento per migliorare la qualità della vita nonostante le sfide della malattia.

Ancora una volta, queste storie dimostrano che, anche di fronte all'IBS, è possibile imparare a cucinare piatti deliziosi e nutrienti che sono digeribili per i nostri stomaci sensibili. Ci vuole solo un po' di determinazione, impegno e creatività, e si può ancora godere il cibo senza rinunciare al piacere di cucinare.

Inoltre, come abbiamo suggerito prima, è importante sperimentare spezie, erbe e condimenti per insaporire i piatti senza utilizzare cibi ricchi di FODMAP.

Cerca anche ricette basse in FODMAP disponibili su Internet o anche nei migliori libri di cucina specializzati come una buona fonte di ispirazione per creare pasti gustosi e soddisfacenti. Infine, è importante ricordare che la dieta FODMAP non deve essere permanente. Una volta terminato il primo periodo di eliminazione degli alimenti ricchi di FODMAP, è possibile reintrodurli gradualmente per identificare i trigger specifici e determinare quali alimenti possono essere consumati con moderazione senza provocare sintomi, un processo che richiede tempo e pazienza, ma che può anche essere molto utile per progettare una dieta personalizzata che sia sicura per i malati di IBS.

Quando una persona che soffre di IBS e segue una dieta a basso contenuto di FODMAP decide di uscire a cena in un ristorante, è importante pianificare in anticipo e comunicare chiaramente con il personale del ristorante per assicurarsi che il cibo si adatti alle loro esigenze dietetiche. Prima di andare in un ristorante, è consigliabile fare una ricerca preliminare utilizzando i menu online dei ristoranti che ti interessano. Infatti, molti ristoranti, dalle catene ai negozi indipendenti, pubblicano i loro menu su Internet, consentendo ai clienti di esaminare le opzioni disponibili e identificare i piatti che potrebbero soddisfare le loro preferenze.

Una volta arrivato al ristorante, è importante comunicare chiaramente le tue esigenze al personale. Spiega che segui una dieta speciale e chiedi se è possibile apportare modifiche ai piatti del menu in modo che siano adatti a te. In ogni caso, la stragrande maggioranza dei ristoranti sarà lieta di soddisfare le richieste dei clienti, a condizione che siano informati in anticipo.

Quindi, al momento di scegliere cosa ordinare, è consigliabile optare per piatti semplici senza salse o condimenti che possano contenere ingredienti ad alto contenuto di FODMAP. Ad esempio, piatti di carne, pesce, pollo o tofu con verdure alla griglia o semplici insalate sono opzioni sicure; tuttavia, scegli ciò che ti piace di più e comunica chiaramente con il personale se non sei sicuro della composizione di un piatto o dei suoi ingredienti, non esitate a chiedere ulteriori informazioni. È meglio chiedere ed essere sicuri che fare supposizioni che potrebbero portare a problemi digestivi.

Inoltre, è importante prestare attenzione alle dimensioni delle razioni e non mangiare troppo, poiché mangiare troppo può aumentare il rischio di sintomi gastrointestinali, anche se si seguono le linee guida della dieta a basso contenuto di FODMAP.

Infine, è importante ricordare che bisogna godersi il cibo e non fermarsi a pensare troppo e stressarsi per la dieta. Con la giusta pianificazione, è possibile concedersi il piacere di mangiare in un ristorante senza mettere in pericolo la salute e, infatti, seguire una dieta bassa in FODMAP non significa rinunciare al piacere di mangiare fuori, ma trovare modi creativi per adattare il cibo alle esigenze dietetiche di ciascuno. Con il tempo e l'esperienza, sarà sempre più facile sfogliare i menu dei ristoranti e trovare opzioni deliziose ma sicure per soddisfare il palato e anche la mente.

Infine, concludiamo con un riassunto schematico che potrai consultare ogni volta che esci a pranzo o a cena.

- La regola d'oro: attenzione sempre alla cipolla e all'aglio, che di solito sono sempre presenti in salse e marinate.

- Chiama sempre in anticipo per assicurarti che il personale della cucina possa soddisfare le tue esigenze modificando determinati piatti.

- I piatti più semplici e sicuri da ordinare fuori sono proteine e "tre verdure". Cioè, ad esempio, pesce o carne con patate, insalata e verdure al vapore (fagiolini, carote, zucchine o broccoli).

- Poiché i ristoranti etnici hanno guadagnato popolarità ultimamente, i ristoranti che offrono cucina asiatica, come vietnamita o giapponese, sono spesso sicuri per i malati di IBS. Dalla cucina vietnamita, consiglio gli involtini primavera di carta di riso, il pho con spaghetti di riso e, in generale, i primi piatti, che sono sempre molto gustosi e digeribili. Tuttavia, ricorda di evitare l'aglio e la cipolla. Per quanto riguarda la cucina giapponese, prova il sushi (anche se eviti quelli fritti) e la zuppa di miso. Infine, per quanto riguarda la cucina indiana e messicana, vi consigliamo di stare attenti, chiamare sempre e chiedere in anticipo, perché spesso usano ingredienti poco tollerabili per i malati di IBS.

- Hamburger: cerca sempre opzioni senza glutine e, ancora una volta, fai attenzione alla cipolla, che di solito metti sempre negli snack, e a qualsiasi traccia di aglio o cipolla nelle salse.

Concludiamo con le storie di alcuni amici, che da tempo hanno smesso di mangiare fuori, ma che a poco a poco stanno imparando a superare il disagio.

Sofia dice: "Quando ho iniziato a seguire una dieta FODMAP per controllare il mio IBS, ho evitato i ristoranti per mesi. Avevo troppa paura di mangiare qualcosa che potesse scatenare i miei sintomi e rovinare i miei progressi. Ma un giorno ho deciso di affrontare la mia paura e ho pianificato una cena in un ristorante con alcuni amici. È stata una serata piena di ansia, ma ho seguito il consiglio di informarmi sempre in anticipo e comunicare con il personale del ristorante. Alla fine, ho potuto gustare una deliziosa cena senza problemi. Da allora, continuo ad andare al ristorante con maggiore tranquillità, sapendo che posso gestire la situazione e godermi il cibo senza preoccupazioni."

Poi Pietro e Martina, una coppia che si è incontrata durante una riunione del gruppo di ascolto: "Dopo aver seguito una dieta FODMAP per diversi mesi, ero diventato abbastanza bravo a cucinare a casa, cucinavo sia per me che per la mia ragazza, ma l'unica ragione per cui non potevo continuare a mangiare fuori era che ero terrorizzato di tornare ai ristoranti. Ma una domenica, non ho potuto dire di no a un pasto in famiglia a cui siamo stati invitati entrambi e sono rimasto sorpreso dalla comprensione del personale del ristorante e dalla sua disponibilità a ricevermi. Alla fine, ho capito che potevo ancora godermi il cibo fuori casa e, soprattutto, non cucinato da me". Martina aggiunge: "Io stavo seguendo lo stesso piano di Pietro, e devo dire che anche l'idea di tornare al ristorante mi creava molta ansia. Ma poi la famiglia di Pietro è riuscita a convincermi e devo ammettere che avere un sostegno così caloroso ha alleviato il mio carico di preoccupazioni. Scegliendo con attenzione, ho potuto godermi il momento senza conseguenze e da allora cerco di darmi il piacere di cenare fuori almeno una volta alla settimana".

Bene amici, il nostro viaggio finisce qui. Mi scuso se sono stata ripetitiva in alcuni momenti, ma il mio obiettivo era semplicemente quello di spiegarvi al meglio anche concetti molto complessi, come i processi che regolano il funzionamento del nostro corpo. Per concludere con qualche altra frase, vi auguro di lottare sempre per i vostri sogni e di non lasciarvi mai abbattere. È normale attraversare periodi di depressione, ma devi sempre trovare la forza di rialzarti e perseguire una vita di cui puoi essere soddisfatto. Non rinunciare mai alla felicità e sii sempre flessibile e pronto a tutto. Dedica sempre tempo e affetto, e non passare un solo momento della tua vita pensando di essere solo in un momento difficile. Se affronti difficoltà, chiedi sempre aiuto senza vergognarti, perché troverai sempre una spalla su cui appoggiarti.